U0253495

临证方悟

全国中医药名师袁肇凯临证验方解析

湖南科学技术出版社

主　编　胡志希

主　审　袁肇凯

副主编　李欣春　杨　梦　胡思远　刘吉勇

编　者　刘吉勇　范星宇　邱　宏　熊霞军

李欣春　杨　梦　胡思远　李　琳

冯　宇　刘　琦　钱舒乐　钟森杰

黄淑敏　叶嘉豪　谭朵廷　廖晓倩

图书在版编目（ＣＩＰ）数据

临证方悟 ：全国中医药名师袁肇凯临证验方解析 /胡志希主编. ——
长沙 ：湖南科学技术出版社，2021.11
ISBN 978-7-5710-1187-1

Ⅰ．①临… Ⅱ．①胡… Ⅲ．①中医临床－经验－中国－现代 Ⅳ.
①R249.7

中国版本图书馆 CIP 数据核字(2021)第 176289 号

LINZHENG FANGWU—QUANGUO ZHONGYIYAO MINGSHI YUAN ZHAOKAI LINZHENG YANFANG JIEXI

临证方悟—全国中医药名师袁肇凯临证验方解析

主　　编：胡志希
主　　审：袁肇凯
出 版 人：潘晓山
责任编辑：王跃军
出版发行：湖南科学技术出版社
社　　址：长沙市芙蓉中路一段 416 号泊富国际金融中心
网　　址：http://www.hnstp.com
邮购联系：0731-84375808
印　　刷：湖南省众鑫印务有限公司
　　　　　（印装质量问题请直接与本厂联系）
厂　　址：长沙县榔梨镇保家工业园
邮　　编：410000
版　　次：2021 年 11 月第 1 版
印　　次：2021 年 11 月第 1 次印刷
开　　本：710mm×1000mm　1/16
印　　张：13
字　　数：182 千字
书　　号：ISBN 978-7-5710-1187-1
定　　价：69.00 元

前 言

　　袁肇凯，湖南中医药大学二级教授、博士生导师，享受国务院政府特殊津贴专家。曾担任中医诊断学国家级重点学科、国家精品课程、国家教学团队中带头人；中国中西医结合学会诊断专业委员会主任委员、全国高等中医药教学研究会中医诊断教学研究会主任委员、国际医学生物特征辨识协会副主任委员、中华中医药学会中医诊断学分会顾问、世界中医药联合会中医诊断专业委员会顾问、湖南省中医基础理论专业委员会主任委员等。荣获国家级首届中医药教学名师、全国优秀教师、湖南省高校优秀共产党员、优秀研究生导师等荣誉称号，并获湖南省一等功奖励。主持国家自然科学基金项目4项、部省级和厅局级科研课题16项，获部省级科技成果奖10项；发表学术论文244篇。主持省级教研课题5项，获国家级教学成果奖二等奖1项，省级教学成果奖8项；主编或参编专著教材41部；指导博士学位研究生20名，硕士学位研究生5名，其中3篇学位论文获湖南省优秀博士学位论文奖励。

　　为了使本科生、研究生、青年教师能够学好中医，用好中医，发扬中医，袁肇凯教授指导各位弟子开展中医诊疗病人数万例，指导随诊学生按中医理法方药予以记录整理，包括中医内科、外科、妇科、儿科、五官科、皮肤科病人，面授中医临床验方100余个，使随学者较全面地掌握中医临证接诊技巧、诊断辨证方法、处方用药思路。

　　《临证方悟》分为上篇与下篇，上篇以方为纲，按心系病、肺系病、脾胃病、肝胆病、肾系病、其他病等逐一列出处方，从药物组成、功用、主治病证、方解及加减配伍、案例分析、按语等方面，分析临床辨证处方及配伍思路；下篇是弟子及学生对袁肇凯临床经验总结及用药规律探析，主要对冠心病、慢性心衰、高血压、胃病、咳嗽、情志病、失眠、痹证等病的经验总结及处方用药规律。

　　基于全国中医药名师袁肇凯传承工作室项目，旨在挖掘和整理袁肇凯中医临床思维与辨证处方经验，通过领悟分析，为常见病的中医药诊治提供指导，真正做到传承精华，守正创新。该书适用于中医药临床医生及教师，中医院校本科生及研究生，确有专长师承人员及西学中学员等学习。

目 录

上 篇

下　篇

上 篇

　　上篇以临床实用性为原则，收集和整理了全国中医药名师袁肇凯教授治疗各种常见疾病的经验方和医案，还原了袁教授在临床实践中辨证处方用药的思维过程，体现了以法统方，衷中参西的学术思想，便于临床医师学习、运用。

　　其内容以脏腑为纲领，详细介绍了心系病、肺系病、脾胃病等脏腑病证及其他疾病的治疗经验。袁教授强调辨证施治是指导中医临床工作的灵魂，注重衷中参西，将西医辨病论治引入中医辨证论治体系，主张辨证与辨病相结合的诊疗方式。在处方用药上认同清代名医徐灵胎之说"一病必有一主方，一方必有一主药"，并常结合中药的现代药理研究成果。

　　袁肇凯教授行医 40 余载，精研岐黄之术，医德高尚，本篇内容全面反映了袁肇凯教授在治疗常见病与某些疑难病方面的丰富经验，为研习袁教授的临床经验提供一条捷径。

一、心系病处方

1. 通络冠心丸

【药物组成】人参、桂枝、麦冬、茯神、石菖蒲、远志、丹参、川芎、三七、降香、甘草。

【功用】益气通阳，化痰祛瘀，通络止痛。

【主治病证】冠心病，气虚血瘀证。

【方解】冠心病属中医学"胸痹""真心痛"范畴，多见于中老年人，临床以胸部闷痛，动则益甚为主要表现，伴胸闷气短、倦怠乏力、自汗、烦躁等症，为本虚标实之证。本虚以心气虚、阳虚为主，标实为痰浊、瘀血、气滞，治宜标本兼顾。方中人参味甘、微苦，微温不燥，具有大补元气之功能，《本草汇言》云："人参，补生气血，助精养神之药也。"配以桂枝温阳化气，振奋心阳，以通心络而治其本，共为君药；丹参微苦，性微寒，主归心、肝二经，长于活血补血，《本草汇言》云："丹参，善治血分，去滞生新，调经顺脉之药也。"辅以川芎、三七、降香行气活血，化瘀止痛，通利血脉，共为臣药；佐以茯神、石菖蒲、远志化痰通窍，安神定志，与臣药合用，以治其标；麦冬养阴清热，以制诸药温燥。诸药配伍，共奏益气温阳，化痰祛瘀，通络止痛之功。

【加减配伍】胸闷体胖痰多，苔白腻，脉滑者，加瓜蒌、薤白、半夏；若苔黄厚腻者，加黄连、半夏、瓜蒌；动则气短，神疲自汗，舌淡脉虚者，加黄芪、柏子仁、五味子；胸痛以胀痛为主，游走不定，随情绪波动而波动，舌淡脉弦者，加砂仁、郁金、檀香，取丹参饮之意。

【病案举例】黄某，女，65 岁，于 2019 年 12 月 26 日首诊。

主诉：胸闷，心痛反复发作 4 年，加重半个月。患者形体肥胖，4 年前因过度劳累后突发胸闷气短，心痛，痛如针刺样，痛处固定，精神疲急，夜寐欠佳。半个月前，再次发作胸痛，痛连肩臂，伴大汗淋漓，面唇发绀，舌质暗红，苔白腻，脉弦滑小数。

中医诊断：胸痹，气虚血瘀、痰浊内阻证；西医诊断：冠心病。

治法：补血益气温阳，化痰逐瘀通络。

处方：人参20 g，茯神15 g，麦冬20 g，石菖蒲15 g，远志10 g，丹参20 g，川芎10 g，三七5 g，降香6 g，桂枝10 g，瓜蒌20 g，炙甘草6 g。14剂。

二诊：2020年8月6日。服药14剂后，近半年来，胸痛胸闷再无发作。

【按语】患者素来形体肥胖，胸痛，痛如针刺样，神疲体倦，舌苔白腻，脉滑，为气虚血瘀、痰浊内阻之症。以通络冠心丸治疗，紧扣病机，以补益温阳之品人参、桂枝以治其本；以川芎、三七、降香、丹参活血补血，逐瘀通络；《本草纲目》云："盖丹参能破宿血……其功大类同当归、地黄、川芎、芍药故也。"远志、茯神、瓜蒌、石菖蒲化痰通窍，以治其标。全方以补气通络为要，使心气强健，血液充盈，脉道通利。袁肇凯教授在治疗胸痹，痰浊内阻之证时，常重用瓜蒌，取其豁痰下气，宽畅胸膈之意。

2. 温通养心汤

【组成】人参，黄芪，柏子仁，川芎，五味子，当归，桂枝，茯神，远志，炒酸枣仁，法夏，神曲，甘草。

【功用】益气温阳，养心通脉，安神定志。

【主治】左心功能不全早期，心气不足，心神不宁证。

【方解】心功能不全是由于各种原因造成心肌收缩功能下降，使心脏前向性排血减少，造成血液瘀滞在体循环或肺循环产生的症状。早期以心气亏虚为主，症见心悸易惊、胸闷气短、神疲乏力、动则汗出，舌淡，脉虚。方中以人参、黄芪大补元气，温补心阳，共为君药；当归甘辛温，归肝、心、脾经，功擅活血补血，《日华子本草》云："当归治一切风，一切血，补一切劳，破恶血，养新血及主癥癖。"与君药合用，使心之气血得以化生，充养血脉；佐以远志、柏子仁、茯神、炒酸枣仁养心安神；五味子收敛神气之散越，半夏消散心之痰涎；川芎调肝而益心之母；神曲醒脾而益心之子；桂枝温通心阳，增强心力；甘草调和诸药。诸药配伍，共奏补益气血，养心安神之效。

加减：若有心悸盗汗、口干等心阴不足症状者，加麦冬，取生脉饮酸甘化阴之意；若胸闷体胖痰多，苔白腻，脉滑者，加瓜蒌、薤白、半夏；若胸痛，痛如针刺者，加丹参、砂仁、降香，取丹参饮之意；伴双下肢水肿者，加制附子、泽泻、牛膝；若心悸、失眠重者，加生龙骨、生牡蛎、首乌藤、百合。

【病案】陈某，男，74岁，2018年8月6日就诊。

主诉：气促、心悸半年。近半年卧时胸闷、气促，需保持半坐位睡眠，脑鸣响，双下肢肿。体查：心律齐，心率快，心界左移，舌质淡红，苔薄润，脉弦滑小数。

中医诊断：心悸，心气亏虚证；西医诊断：心功能不全。

治法：益气温阳，养心通脉，安神定志。

处方：黄芪20 g，柏子仁10 g，川芎10 g，五味子15 g，当归10 g，桂枝10 g，茯神15 g，远志15 g，炒酸枣仁15 g，法夏10 g，神曲10 g，甘草6 g。14剂。

【按语】该患者以气促、心悸为主要表现，辨证为心气不足证，以温通养心汤治疗，紧扣中医病机。养心汤出自宋代医家杨士瀛的《仁斋直指方》，袁教授对杨氏养心汤进行了加减，临床上根据患者心电图心电轴偏移程度及心脏彩超结果并结合养心汤主治症状，治疗心功能不全，尤其是左心功能不全，临床表现以胸闷、气促、疲乏、头晕为主症，其组方特点是气血与阴阳并补，调畅气血与宁心安神并施。诸药配伍，以达到补益气血，养心安神功效，故袁教授以"温通养心汤"命名。

3. 温肾心衰汤

【组成】制附子，茯苓，炒白术，白芍，桃仁，红花，桂枝，益母草，黄芪，泽泻，车前子，肉桂，生姜，甘草。

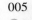

【功用】温阳益气，活血利水。

【主治】慢性心力衰竭，心肾阳虚证。

【方解】慢性心力衰竭是各种病因所致心脏疾病的终末阶段，临床上以肺循环瘀血（左心衰）表现较为多见，表现为心悸、尿少浮肿，喘不得卧，口唇青紫等，属中医学"喘证""心衰"等范畴。其病机为本虚标实，本虚以气虚、阳虚为主，标实为血瘀、水饮、痰浊，治宜温阳益气，活血利水。方中以辛甘大热之品附子为君药，以温补心肾之阳，化气行水，暖脾化湿；肉桂、桂枝补火助阳，温通心脉，二药助君而为臣，以期温阳化气而阴水自消；黄芪、白术功擅健脾益气，利水消肿，二药联用，颇有"培土制水"之妙；茯苓、泽泻、车前子，皆为甘淡之品，颇具利水渗湿之功；红花、桃仁、益母草皆为活血祛瘀之品，津血同源，以期血行则水行而肿消；生姜为辛温走散之品，可助君、臣药温阳以行水。白芍本为酸甘阴柔之品，《神农本草经》记载"芍药……利小便"，既可防止诸药化燥伤阴，又可助甘淡利湿之品以利水消肿，甘草调和诸药。诸药合用，共奏温肾强心之功。

加减：若咳喘不能平卧，尿少、浮肿明显者，可加桑白皮、葶苈子；心率较快者，加百合、琥珀粉；心悸、气短重者，加柏子仁；咳喘甚者，加车前子、杏仁；兼有心率偏慢者，可合麻附细辛汤加淫羊藿、补骨脂；血瘀明显者，加丹参。

【病案】张某，女，82岁，2017年9月21日初诊。

主诉：气促1年。患者诉经常活动后心慌，气促，午后足肿明显，曾多次入院治疗。现症见：面色晦暗，喘促，神疲畏寒，纳欠佳，夜尿多。体查：频发早搏，心界左移，腹式呼吸，下肢肿胀，舌色紫，苔灰黑腻，脉弦小滑两尺弱。

中医诊断：心力衰竭，心肾阳虚证；西医诊断：慢性心力衰竭。

治法：温补心肾、化气活血利水。

处方：制附子（先煎）10 g，茯苓15 g，白术15 g，白芍10 g，生姜10 g，桃仁15 g，红花10 g，桂枝15 g，黄芪30 g，泽泻15 g，肉桂3 g，车前子（包煎）15 g，炙甘草6 g。上方14剂，每日煎服1剂，早晚温服。

二诊：2017 年 10 月 5 日，患者自诉服药后诸症有所减轻，心慌，气促缓解，小便增多，午后足肿减轻，继以前方化裁，加用丹参、砂仁以养心，服药 1 个月余，病情趋于稳定。

【按语】该患者年过八旬，年老火衰，心阳不足，鼓动乏力，故见心悸、面色晦暗、畏寒；肺者，相傅之官，助心行血，主气而司呼吸，心血不畅，肺气不利，故见喘促；久病及肾，肾阳亏虚，气化不利，故见下肢水肿、夜尿频多；血行不畅，舌络瘀滞，故见舌色紫；水湿内停，蕴久不化，上潮舌面，故见舌苔灰黑而腻；肾阳不足，脉气不鼓，故见两尺脉弱；水湿内停，邪气涌动，故见脉弦小滑。诸症合参，辨证为心肾阳虚证。袁教授认为在临床当中，导致心力衰竭的原因复杂，服用"温肾强心汤"虽能较快纠正心力衰竭症状，但必须注意对原发病（如冠心病、原发性高血压、肺源性心脏病）的治疗，才能更好地巩固疗效。

4. 柴香降脂汤

【组成】柴胡，木香，桃仁，炒白术，决明子，茯苓，茵陈，生山楂，莱菔子，虎杖，浙贝母，蒲黄，黄芪。

【功用】疏肝健脾，通腑泄浊，活血逐瘀。

【主治】高脂血症，痰瘀互结证。

【方解】高脂血症是由于人体脂肪代谢失调，而致血液中脂类成分异常增高，是中老年人的一种常见病和多发病，易引起动脉粥样硬化，属中医学"虚劳""肥胖"等范畴，为本虚标实之证，以肝郁脾虚为本，痰瘀为标，治宜标本兼顾。方以柴胡疏肝理气，木香醒脾化湿，两药合用改善肝脏的脂质代谢；黄芪、白术、茯苓益气健脾、利湿泄浊；生山楂、莱菔子祛瘀消积、降气化痰；茵陈、虎杖化湿散结；决明子清肝泻火，润肠通便降脂；浙贝母清热化痰散结；桃仁、蒲黄活血化瘀。全方药简力专，寒温相协，药性平和，用芳香化浊，辛开苦降之法，以达祛痰活血，去实邪，畅气机，轻身延年之功。

加减：体型肥胖，口中黏腻不爽，大便稀溏，总胆固醇偏高者，加泽

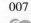

泻；面色晦暗，面部瘀斑，甘油三酯或低密度脂蛋白升高为主者，加水蛭、郁金、蜈蚣；若见明显乏力，动则气短汗出，面肢浮肿，证属脾虚气弱者，加葛根、党参、泽泻；颈项胀痛，面部麻木者，加土鳖虫、全蝎。

【病案】肖某，女，68岁，2018年12月6日就诊。

主诉：头晕，乏力2个月，现发作性头晕，疲乏无力，食纳尚可，睡眠正常，咽痛。体查：一般可，心肺听诊正常，精神状态正常，舌质淡稍暗，苔薄，脉沉细缓。否认原发性高血压、糖尿病病史。血脂：总胆固醇4.5 mmol/L、甘油三酯3.65 mmol/L，余均在正常范围。

中医诊断：眩晕，痰瘀互结证；西医诊断：高脂血症。

处方：柴胡12 g，木香10 g，桃仁10 g，炒白术12 g，决明子15 g，茯苓15 g，茵陈10 g，山楂15 g，莱菔子15 g，虎杖15 g，浙贝母15 g，蒲黄（包）12 g，黄芪20 g。服14剂后，患者自诉头晕、乏力改善，继以上方化裁，服药1个月余，病情趋于稳定。

【按语】《素问·阴阳应象大论》云："人有五脏化五气，以生喜怒悲忧恐。"情志不畅，肝失疏泄，气机不利；忧思过度或木郁乘土，伤及心脾，脾失健运，均可导致津液和膏脂的输布和代谢障碍，引发血脂异常。袁教授认为高脂血症的主要病机为肝郁脾虚，痰瘀互结，痰浊入血是高脂血症形成的关键环节，治疗上重视疏肝调脾，痰瘀同治，调气为先。患者症状不明显，仅以总胆固醇、甘油三酯或低密度脂蛋白偏高时，以疏肝健脾为主，佐以活血祛瘀、化痰通络类药物；痰瘀阻滞严重时，患者有明显头晕乏力，下肢肿胀，检查可明显发现颈部血管或下肢血管有斑块时，以豁痰、散结、通络为主，佐以疏肝健脾固本，根据症状掌握补泻比例非常关键。袁教授对于高脂血症患者，症状缓解后，建议将中药打成粗粉，每20 g一袋，当茶泡服，长期坚持，效果良好。

5. 瓜蒌散结汤

【组成】瓜蒌，桔梗，山楂，海藻，昆布，郁金，水蛭，蒲黄，蜈蚣，川芎，丹参，红花，决明子。

【功用】祛痰散结，活血化瘀。

【主治】动脉斑块，痰瘀互结证。

【方解】动脉斑块属中医学"厥证""眩晕""中风""痴呆""脉痹"等范畴，其病位在于"脉"。病因与年老体弱、饮食不节、情志过极、久病伤正等多种因素相关，痰、瘀是本病的核心病机。痰、瘀等有形实邪互相搏结，气机受阻，瘀血内生，滞留脉道，形成斑块，治以祛痰散结、活血化瘀。方中瓜蒌宽胸理气，化痰散结，善治痰气凝结胸脯；丹参补血活血，功同四物，化瘀不耗血，两者同用，常用于治疗痰瘀阻滞心肺脉络者。且瓜蒌有润肠之功，可以调整肠道功能，减少血脂内生；桔梗、海藻、昆布化痰消积、行气宽胸；川芎、红花、蒲黄、山楂行气活血，祛瘀化斑；久病入络，遂以水蛭、蜈蚣逐恶血瘀血、破血癥积聚，通经络；郁金疏肝活血，调畅气机；决明子平肝，降血脂。诸药合用，痰瘀同治，使痰化则瘀消。

加减：若体型肥胖，腹胀，大便稀溏，舌暗红，苔白腻，脉滑者，加炒白术、茯苓、泽泻、虎杖；若体型瘦小，体虚乏力，舌淡脉虚者，加黄芪、桂枝；胸脘满闷，嗳气则舒，情绪低落者，加陈皮、柴胡；遍身易起红疹，顶有黄色脓点，舌红少苔，脉数者，加黄连、蒲公英、薏苡仁、土茯苓等。

【病案】蒋某，男，72岁，2018年7月11日就诊。

主诉：头晕反复发作1年余。现症见：头晕，但无视物旋转。体查：颈部活动正常，心律齐，心率80～90次/min，心界轻度左移，双肺（-），舌质淡红，苔薄白，脉弦滑小数。超声检查为颈动脉斑块，脑血管供血不足。

中医诊断：眩晕，痰瘀互结证；西医诊断：颈动脉斑块。

治法：祛痰散结、活血化斑。

处方：瓜蒌实15 g，桔梗10 g，山楂12 g，昆布15 g，海藻12 g，郁金15 g，蒲黄12 g，水蛭6 g，蜈蚣1条，川芎10 g，丹参12 g，红花10 g。服14剂后，患者自诉头晕明显改善，自觉一身轻松，继以上方化裁，服药2个月余，病情趋于稳定。

【按语】 袁教授认为，嗜食膏粱厚味，易损伤脾胃，使运化功能失调，而新生痰浊，气血失和。痰浊瘀血互结是本病主要病机。痰浊日久则生瘀，痰瘀互结而致浊毒内生，壅塞脉络，从而诱发动脉粥样硬化斑块。《素问·痹论》曰："病久入深，荣卫之行涩，经络时疏，故不通。"叶天士《临证指南医案》曰"大凡经主气，络主血，久病血瘀，初为气结在经，久则血伤入络"，故提出以"通、化"为原则，通络活血、化痰散结为治疗大法。又因为痰夹血瘀，痰瘀久痹，峻猛破伐之品非其所宜，应选既具通、化之功，能除脉中之痰瘀，又可久用而不伤正，药性平和之品。故袁教授选用海藻、昆布，因其具有软坚化痰之功，又能祛经络胶著之痰。配伍小剂量水蛭，其味咸苦，能有逐血破结软坚之效。

6. 通络化斑汤

【组成】 人参，制附子，木瓜，当归，川芎，赤芍，红花，鸡血藤，牡丹皮，益母草，水蛭，甘草。

【功用】 益气温阳，活血化瘀。

【主治】 动脉斑块；脉络瘀滞证。

【方解】 心主血脉，维持着血液的运行与生成；肺朝百脉，输精于皮毛，全身的气血均通过经脉朝会于肺，肺助心行血于周身血脉。因此，对于治疗老年人脉络瘀滞不通，袁教授强调必须补充其已虚的心肺之气，再辅以活血通络之药。因此，方中以人参、制附子为君药，大补心肺之气，上助心阳，中温脾阳，下补肾阳；佐以当归、川芎行气活血，与君药合用，使心肺气生而不滞，气行则血行，以补行血之本，共为臣药；木瓜酸甘而生津，筋脉得养，则筋舒脉柔，缓解血管痉挛；赤芍、红花、牡丹皮、益母草、鸡血藤补血活血，舒筋通络；佐以水蛭，破瘀血，通经络，旧血祛而新血生。甘草调和诸药。诸药合用，标本兼治。

加减：若胸闷，倦怠乏力，痰多气短者，加瓜蒌、薤白；心悸、气促者加黄芪、柏子仁；胸痛者加丹参、砂仁、檀香。

【病案】 文某，女，65 岁，2020 年 8 月 6 日就诊。

主诉：头晕、头胀、颈部不适 2 个月余。既往患原发性高血压，服药血压 140/60 mmHg，体查：心律齐，无杂音，舌质暗红，苔薄腻。检查显示：右侧颈部动脉狭窄。

中医诊断：眩晕，血瘀证；西医诊断：颈动脉斑块。

治法：通络活血，温阳化斑。

处方：人参 15 g，制附片（先煎）10 g，木瓜 10 g，当归 12 g，川芎 10 g，赤芍 10 g，红花 10 g，鸡血藤 15 g，牡丹皮 10 g，益母草 20 g，水蛭 6 g，甘草 6 g。服 14 剂后，患者自诉头晕、头胀明显改善，继以上方化裁，服药 2 周，病情趋于稳定。

【按语】袁教授根据多年临床经验结合颈动脉粥样斑块的特征，遵循通络、活血、消斑的原则，自拟通络化斑方，以"通、化"为原则，坚持虚则补之、实则泻之、补而不留邪、攻而不伤正，以达到痰化毒解瘀消之效，本方主要用于治疗动脉斑块形成的早期阶段。

7. 复脉汤

【组成】人参，桂枝，生姜，麦冬，生地黄，炒酸枣仁，大枣，阿胶，米酒，炙甘草。

【功用】益气滋阴，通阳复脉。

【主治】快速性心律失常，心脏早搏，房颤；心气阴两虚，心脉失养证。

【方解】快速性心律失常是临床常见病，属中医学"心悸"范畴。临床以心悸，气短乏力，脉促或结代为主症，多因心阴不足，心气亏虚，心失所养所致。本方以益气药与养血药、温里药相伍，可益心气，养心血，通阳复脉。方中以炙甘草补气健脾，复脉益心；生地黄滋阴补血，充脉养心，两药共用，可益气养血，复脉之本；人参、大枣补益脾气，益心气；麦冬、阿胶、酸枣仁养心血，滋心阴，充血脉；生姜、桂枝温心阳、通血脉，使滋而不腻。加米酒煎服，取其辛热之性，能温通血脉，促使药力充分发挥。诸药共用，温而不燥，滋而不腻，可使气血充足，阴阳调和。

加减：心悸失眠甚者，加牡蛎、琥珀；若胸痛，时欲太息，痛有定处

一、心系病处方

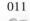

者，加郁金、延胡索、桃仁、红花；若心悸、气促者，加黄芪、柏子仁；若胸闷，倦怠乏力，痰多气短者，加瓜蒌、薤白；若心悸盗汗，口干，阴虚明显者，重用生地黄、麦冬，加玄参、玉竹。

【病案】欧阳某，男，79岁，2018年9月26日就诊。

主诉：心悸反复发作10年。患者10年前因心悸诊断为"心律失常快速房颤"。目前，患者心悸呈阵发性发作，活动后伴气促，心烦失眠，口干，心电图示：频发房性早搏、房颤等。体查：血压138/82 mmHg，律不齐，心率稍快，舌质暗红，苔薄腻，脉促无力。

中医诊断：心悸，心气阴虚证；西医诊断：心律失常，房颤。

治法：益气滋阴，通阳复脉。

处方：太子参15 g，桂枝10 g，生姜10 g，麦冬20 g，生地黄20 g，炒酸枣仁20 g，大枣15 g，阿胶（冲服）10 g，米酒（泡）2 mL，炙甘草10 g，丹参15 g，砂仁10 g，柏子仁10 g，予14剂，每日1剂。患者服药后症状明显减轻，坚持门诊治疗2个月，房颤逐渐缓解，随访1个月未再发作。

【按语】炙甘草汤又名复脉汤，首见于张仲景《伤寒论》第177条"伤寒，脉结代，心动悸，炙甘草汤主之"。《金匮要略·血痹虚劳病脉证并治》云："炙甘草汤，治虚劳不足，汗出而闷，脉结悸……"说明了炙甘草汤可用于治疗虚劳、脉结代、心动悸等病症。袁教授常用此方治疗多种快速性心律失常，可益心气，补心阴，助心阳。袁教授常用桂枝治疗各种心律失常，且深得配伍之妙，如配伍生地黄，可育心阴，则阳得阴助而生化无穷，且可制桂枝之辛；配伍炙甘草，有通阳复脉之功，但需重用；配伍人参，补益心气，温通心阳。

8. 磁朱稳心汤

【组成】珍珠母，磁石，生地黄，当归，莲子心，太子参，丹参，桔梗，五味子，远志，茯神，炙甘草。

【功用】滋阴清火，镇惊安神。

【主治】窦性心动过速，心阴亏虚、热扰心神证。

【方解】本方的应用范围较广，常用于治疗心律失常、早搏、心脏神经症等疾病，属阴血亏虚、热扰心神证者，症见心悸怔忡、坐卧不安、烘热烦躁、失眠多梦等。方中重用珍珠母、磁石镇心安神，为君药；莲子心清热除烦，当归补血活血，生地黄清热泻火，养阴生津，《本草经疏》云："干地黄，乃补肾家之要药，益阴血之上品。"三药合用，一则可滋阴养血，二则可滋肾水，使心血足而下承于肾，肾阴足而上交于心，共为臣药；太子参、五味子补益心气；远志、茯神安神；丹参色赤味苦，与心相合，主归心经，凉血而清心安神养血，共为佐药；炙甘草补益和中，调和诸药；方中桔梗，载药上行，共为使药。诸药合用，共奏清心养血、镇静安神之功。

加减：心悸时作，心率偏快者，加百合、柏子仁；胸闷，苔腻者，加瓜蒌、竹茹；心烦少寐者，加酸枣仁、首乌藤；胸闷，喜叹息者，加柴胡、白芍、郁金疏肝理气；若心悸多梦，心烦不寐，口干，属虚热者，加白薇；妇女烦躁不安，属脏躁者，加浮小麦、大枣。

【病案】石某，女，69 岁，2018 年 11 月 22 日就诊。

主诉：心悸，汗多反复发作 40 年，自觉心悸易惊，心烦失眠，口干，盗汗。体查：心律齐，心率快，110 次/min，舌暗红，苔薄白，脉弦细数。

中医诊断：心悸，心阴亏虚证；西医诊断：窦性心动过速。

处方：珍珠母（包）30 g，磁石 15 g（包），生地黄 15 g，当归 10 g，莲子心 5 g，太子参 15 g，丹参 15 g，桔梗 10 g，五味子 15 g，远志 12 g，茯神 15 g，炙甘草 6 g，水煎服，每日 1 剂，早晚分服，连服 14 日。患者服药后，心悸有所缓解，汗出减少，继服前方，巩固 1 周，随访未诉明显不适。

【按语】磁珠稳心汤是袁教授由朱砂安神丸合天王补心丹化裁而来，常用来治疗心悸、失眠。袁教授临证多年，认为珍珠母、磁石代替朱砂，也可起到重镇安神的功效。该患者以心悸，失眠，盗汗为主要临床表现，辨证为心阴亏虚证，治疗以滋阴安神，重镇潜阳为主。以磁石、珍珠母、当归、生地黄、莲子心重镇潜阳，滋阴清热；远志、五味子、茯神重在

一、心系病处方

交通心肾，平衡阴阳。诸药合用，调和气血，使阴平阳秘，精神乃治。

9. 麻附病窦汤

【组成】蜜麻黄，制附片，细辛，石菖蒲，党参，麦冬，桂枝，丁香，檀香，五味子，炙甘草。

【功用】温通心阳，化痰理气。

【主治】病态窦房结综合征、窦性心动过缓，心阳虚证。

【方解】窦性心动过缓是病窦综合征常见的临床特征，轻者一般无症状或仅表现为轻度心悸、胸闷不适，重者可出现心悸、头晕，甚至黑矇晕厥等，脉象主要为迟、结、代脉。中医辨证多为心阳不足，阴寒内结证，治宜温阳养心，复脉安神。方中麻黄性温辛散，能祛邪外透，善解表寒，为宣通气血之要药；附子为大辛大热之品，功擅温阳散寒、回阳救逆；细辛性温走窜，通达表里，内可助附子温阳以散里寒，外可助麻黄解表以解表寒，三药合用，共奏温通心阳之功；佐以党参、炙甘草、麦冬、五味子益气生津，清心安神，即"善补阳者，必于阴中求阳，则阳得阴助而生化无穷"之训，亦可制阳药之燥；石菖蒲开窍豁痰，安神益智；丁香、檀香、桂枝气味芳香，味辛行散，性温通行，具有温中助阳、散寒止痛之功。诸药合用，共奏通脉止悸之功。

加减：若胸痛，痛有定处，善太息，属气滞血瘀者，加延胡索、生蒲黄、丹参、郁金；若胸闷，倦怠乏力，痰多气短者，加瓜蒌、薤白；若气血推动无力，瘀血滞于血脉之中，见口唇青紫、舌质紫暗或有瘀斑、脉涩者，加丹参、桃仁、红花；若水饮停聚体内，聚为痰湿，临床可见腹胀、乏力、舌淡苔白腻、脉沉迟或滑者，加陈皮、半夏、橘红；若心悸、失眠重者，加龙骨、牡蛎、首乌藤。

【病案】邓某，男，71岁，2018年8月2日就诊。

主诉：阵发性心悸、胸闷2年。现自觉心悸，胸闷气短，动则尤甚，面色苍白。体查：神情合作，动作自如，心律不齐，偶发早搏，心率慢，心界轻度左移，双肺正常，舌质淡暗，苔薄，脉沉迟缓。心电图提示为窦性心动过缓，平均40次左右/min。

中医诊断：心悸，心阳虚证；西医诊断：窦性心动过缓。

治法：温通心阳，活络复脉。

处方：蜜麻黄 10 g，制附片（先煎）10 g，细辛 3 g，石菖蒲 15 g，党参 15 g，麦冬 15 g，桂枝 10 g，丁香 5 g，檀香 5 g，五味子 15 g，炙甘草 10 g。14 剂，水煎服，每日 1 剂。

二诊：患者诉心悸较前好转，仍有气短、乏力，在家自测心率波动在52 次/min 左右，饮食睡眠正常，律齐，双下肢无水肿，舌红苔白，脉迟缓。效不更方，继续服药 14 剂。前后服汤药 3 个月，现患者病情基本稳定，嘱继续口服中药巩固治疗，注意饮食及调护，密切检测心率变化，定期复诊。

【按语】该患者以胸闷、心悸、气短、面色苍白为主要表现，结合舌脉辨证为心阳虚证，使用此方治疗紧扣病机。该方中的麻附细辛汤源于《伤寒论》，主温经通阳散寒，袁教授在临床上灵活使用本方加减治疗病窦综合征。但本方大多数温补之药，临床运用可出现伤阴助火等表现，在配伍中应注意温而不燥。袁教授运用此方常配一些佐药，如麦冬、百合、五味子等，以防大辛大热之品伤及心阴。

10. 芪智脑瘤散

【组成】黄芪，益智仁，炮穿山甲，土鳖虫，当归，熟地黄，川芎，胆南星，竹茹，桃仁，红花，赤芍，冰片，甘草。

【功用】豁痰通瘀，软坚散结，疏经活络。

【主治】脑血管瘤，脑络瘀阻证。

【方解】动脉瘤以及硬膜下血肿多因外邪入侵，邪凝毒结，脏腑虚损、气血不和，致使气滞血瘀、痰气凝结，日久而成瘤毒，属中医学"积聚"范畴，属本虚标实证，本虚即正气不足、脾肾亏虚，标实则为气血瘀滞、痰瘀互结。本方主治由气滞血瘀痰滞所致的脑血管瘤。方中以黄芪大补元气，气行则血行，为君药；熟地黄、益智仁、当归调补肝肾、益精填髓，《珍珠囊》云：熟地"大补血虚不足，通血脉，益气力"。三药合用，使祛邪而不伤正，为臣药；赤芍、川芎、桃仁、红花行气活血，化瘀通络，土鳖虫通络散结、破血消癥，炮穿山甲性善走窜，专于行散，能破血化瘀，通畅经脉；胆南星、竹茹豁痰开窍；冰片开窍醒神，引药上行入脑，共为佐药；甘草益气和中。诸药合用，共奏补益气血，化痰通瘀，软坚散结，疏经活络之功。

加减：兼有高脂血症者，加决明子、莱菔子、泽泻；若腹胀者，加厚朴、陈皮；若神疲乏力，纳呆，少气懒言，舌淡，脉细弱者，加炒白术；肝血管瘤者，去掉冰片，加柴胡为引经药。

【病案】刘某，男，52岁，2019年4月17日就诊。

主诉：头胀，左侧头部阵发性不适8年。常因情绪紧张而左侧头部不适，短暂失忆，体查：唇绀，心律齐，无杂音，双肺（一），舌质淡紫，苔薄腻，脉沉细弦，已做头部MRI为脑血管瘤。

中医诊断：脑瘤，脑络瘀阻证；西医诊断：脑血管瘤。

治法：化痰通瘀，软坚散结，疏经通络。

处方：黄芪30 g，益智仁20 g，炮穿山甲5 g，土鳖虫10 g，当归12 g，川芎10 g，熟地黄20 g，胆南星6 g，竹茹10 g，丹参15 g，桃仁6 g，红花10 g，炙甘草6 g，炒白术15 g，冰片（冲服）0.3 g。7剂。

二诊：患者自述服药后头脑轻松许，头胀好转，前方有效，仍以此方加减以化痰逐瘀，开窍和络，并逐渐加用扶正之品。服中药3个月，于2019年8月复查头颅MRI示动脉瘤消失，继予中药巩固。

【按语】本病属中医学"积聚"范畴，乃因气血运行不畅，血痰凝滞，脉络阻结或气郁结聚致血管迂曲怒张而形成。《血证论》所言："痰水之壅，由瘀血使然，但去瘀血，则痰水自消。"本方为袁教授创造的新方，在桃红四物汤的基础上加破血化瘀，豁痰开窍的穿山甲、土鳖虫、竹茹、胆南星，对于年老患者，兼有气血不足，故予黄芪大补脾气，气旺血行，瘀去络通。袁教授常用此方治疗各类血管瘤，并结合病变部位，加入相应的引经药物，临床疗效显著。

11. 通络脑梗汤

【组成】人参，当归，赤芍，红花，川芎，细辛，蜈蚣，胆南星，山茱萸，五味子，冰片，甘草。

【功用】益气活血，化痰通络。

【主治】脑梗死，气虚血瘀、痰瘀痹阻证。

【方解】脑梗死属中医学"中风""卒中"范畴，为本虚标实、上盛下虚之证。以脏腑阴阳失调、气血逆乱，直冲犯脑，脑脉痹阻为病机。临床多以卒然昏仆、不省人事，伴口眼㖞斜，半身不遂，语言不利为主。急性期多见标实证候；恢复期多虚实夹杂。本方主要针对脑梗死的恢复期，邪实未清，且正虚已现。治宜扶正祛邪。方中重用人参，大补元气，令气旺血行，瘀去络通；当归、川芎、赤芍、红花行气活血，祛瘀通络；蜈蚣为血肉有情之品，味性辛温，长于走窜通行，具有息风止痉，通络止痛之功。《医学衷中参西录》云："蜈蚣走窜之力最速，内而脏腑，外而经络，凡气血凝聚之处皆能开之。"又云："其性尤善搜风，内治肝风萌动……，外治经络中风，口眼歪斜，手足麻木。"细辛味辛性温，长于温经散寒，行血通脉；胆南星豁痰开窍；山茱萸、五味子补益肝肾，收敛固涩，防止温燥之品伤及阴血。冰片引药上行入脑；甘草调和诸药。诸药配伍，共奏益气活血，祛痰通络之功。

加减：若行走不协调，自觉乏力者，加地龙、水蛭；若痰湿重者，重用胆南星，加石菖蒲；神疲乏力、少气懒言者，加白术、茯苓、党参；舌强语謇者，加石菖蒲、郁金、远志；若肢体麻木者，加川木瓜、鸡血藤。

【病案】刘某，男，54岁，2019年9月25日就诊。

主诉：左侧肢麻伴手活动障碍25日。现左侧肢麻，左脚行动自如，但左手、面部、左胸不适，左手拘紧，但对指运动正常。体查：心肺听诊正常，左侧活动尚可，左手掌运动欠灵活，舌淡紫，舌络充血，苔薄腻，脉沉弦缓，双尺无力。

中医诊断：中风，气虚痰瘀证；西医诊断：脑梗死。

治法：益气活血，祛痰通络。

处方：红参10 g，当归10 g，赤芍10 g，红花10 g，川芎10 g，细辛3 g，胆南星6 g。五味子10 g，全蝎6 g，蜈蚣1条，冰片（冲服）0.5 g，甘草 6 g。14 剂。

二诊：2019 年 10 月 2 日，患者服药后症状减轻，左上肢或麻木，左手臂上抬自觉不适，无胸部不适。舌淡紫，脉沉弦缓，继予前方加减治疗，加吴茱萸 6 g，黄芪 20 g。14 剂。

三诊：2019 年 10 月 16 日，病史同上，仍左侧肢体及面部麻木，左上肢抬举尚可，血压稳定。舌质淡紫，苔白腻，脉沉弦缓，两尺无力。加黄芪至 30 g，党参 15 g，石菖蒲 15 g，土鳖虫 10 g。

【按语】清代医家王清任在《医林改错》中指出"殊不知非跌仆得半身不遂，实因气亏得半身不遂"，"元气既虚，必不能达于血管，血管无气，必停留而瘀"。

此案患者因邪盛损正，气虚不能正常推动血液运行，而致留滞成瘀。瘀血阻滞，可促进痰的生成，痰瘀之邪痹阻脑络，脑络失养。故袁教授在治疗此病时，采用祛瘀通络法的同时必兼化痰，化痰同时必顾活血，以达到瘀祛痰化，经隧畅达，气血流通，正气盎然，诸症皆祛除之疗效。

12. 益智脑萎汤

【组成】益智仁，黄精，桃仁，红花，远志，柴胡，人参，三七，全蝎，鸡血藤，石菖蒲，甘草。

【功用】益气温阳，补肾填精，化痰开窍。

【主治】脑萎缩，气虚血瘀、髓海失充证。

【方解】脑萎缩属中医学"痴呆"的范畴，以智力，记忆力、理解判断力明显减退，精神呆滞，反应迟钝，寡言善忘，甚至生活不能自理等为主要表现。袁教授结合临证经验，认为本病以内因为主，多由饮食不节、情志不遂、年老久病等导致精血亏虚、髓海失充，神机失用，治宜补肾填髓，益气活血，化痰开窍。方中人参补益肺气，气旺则血行通畅；益智仁、黄精补益脾肾，填精益髓。远志味辛开通，功专心、肾，开心气而宁心安神，通肾气而强志不忘，与石菖蒲合用，可交通心肾，开窍化痰；桃仁、红花、三七、鸡血藤补血而不留瘀；全蝎为虫类药，主归肝经，性善走窜，既平息肝风，又搜风通络；柴胡疏肝理气，调畅气机。

虫草调和诸药。全方共奏补肾填精，益气活血，化痰开窍之功。

加减：小便不能自控者，加金樱子、桑螵蛸；心神不宁者，加百合、琥珀粉；面色淡白，脉细属血虚者，加当归、熟地黄；神疲乏力，少气懒言，属气虚者，加黄芪；大便秘结者，加炒桃仁、火麻仁、郁李仁、枳实、厚朴；兼有失眠、心烦者，加珍珠母、龙骨、牡蛎；兼头晕、耳鸣者，加天麻、钩藤、磁石。

【病案】曾某，65 岁，男，2018 年 6 月 5 日就诊。

主诉：神疲、乏力、嗜睡 3 年余。刻下：面色少华、表情淡漠、语言稍缓、头晕、疲乏、无力，嗜睡，食欲差，腿脚无力似踩棉花。既往患原发性高血压、脑腔梗。体查：精神疲乏，心律齐，无杂音，心界左移，双肺（－），双下肢未肿。舌质淡红，苔薄，脉沉弦。

中医诊断：多寐，气虚血瘀证；西医诊断：脑萎缩。

治法：益气温阳，化瘀开窍。

处方：桃仁 12 g，红花 10 g，远志 10 g，柴胡 10 g，人参 15 g，三七 5 g，全蝎 6 g，鸡血藤 20 g，石菖蒲 15 g，益智仁 15 g，黄精 15 g，甘草 6 g。14 剂，每日 1 剂，水煎，分早晚 2 次温服。

二诊：神疲、乏力症状明显改善，精神好转，面色少华，故加黄芪、阿胶珠等补益气血，继服 10 剂，继续治疗，以巩固疗效。

【按语】本案袁教授始终以益气活血、化痰通窍醒神为主要治法，重用人参，与黄精、益智仁配伍补益肾气，石菖蒲、远志交通心肾，开窍化痰。佐以桃仁、红花、三七、鸡血藤加强祛瘀之力。因患者长期患病，情绪不佳，易致肝气不舒，故予以柴胡疏肝理气。诸药配伍，活一身之血，使血活气旺，心脉得通，脑以得养，从而达到益心健脑的功效。

13. 治偏还五汤

【组成】黄芪，桃仁，红花，当归，川芎，熟地黄，益母草，夏枯草，水蛭，豨莶草，五加皮。

【功用】补气活血，祛风通络。

【主治】中风后遗症，气虚血瘀、瘀阻脑络证。

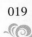

【方解】中医学将中风后遗症称为"偏枯""偏风"等，多见于中老年人，《素问·阴阳应象大论》云："人年四十，而阴气自半。"因年老体衰或久病气血亏虚，风、痰、瘀等病理因素留滞经络，导致机体阴阳失调，气血逆乱，瘀阻脑络，则五脏之精血不能上注于脑，以致脏腑虚损而成本病，为本虚标实之证。治宜补气活血，祛风通络。方中重用黄芪，大补脾胃之元气，令气旺血行，瘀去络通。《本草思辨录·卷一》云："惟补虚通痹，则芪之专司。"熟地黄、当归补血滋阴，祛风止痛，《日华子本草》云：当归治一切风，一切血，补一切劳，破恶血，养新血及主癥癖。"川芎、桃仁、红花行气活血，祛瘀止痛；水蛭咸苦平，归肝经，功擅破血逐瘀，通络止痛；益母草、五加皮养血活血，祛风止痛；夏枯草、豨莶草性味苦辛，归肝经，功擅通经活络、祛风除湿。《本草正》载："豨莶草善治中风，口眼歪斜，除湿痹，腰脚痿痛麻木。"诸药合用，以补气药与少量活血通络行气药相配，使气旺则血行，邪去而正复。

加减：气虚明显者，重用黄芪；言语不利者，加远志、石菖蒲、郁金；肢体麻木者，加木瓜、鸡血藤；肢体瘫软无力者，加续断、桑寄生、杜仲；便秘者，加火麻仁；失眠者加炒酸枣仁、首乌藤；瘀阻严重者加地龙、僵蚕、丹参；若腰膝酸冷，畏寒肢冷，属肾阳虚者加淫羊藿。

【病案】吴某，男，49岁，2018年9月3日就诊。

主诉：右侧肢体活动不利3年。3年前患缺血性脑卒中，后行走站立均困难，自觉头晕、站立不稳，口角流涎，口齿欠清，思维清楚，患侧肌肉疼痛。体查：BP 120/80 mmHg（坚持服用抗高血压药），心肺听诊正常，双上肢肌力正常，右下肢活动乏力。舌质偏暗，苔薄白，脉细涩。

中医诊断：脑卒中，气虚血瘀、瘀阻脑络证；西医诊断：脑梗死后遗症。

治法：益气活血，祛瘀通络。

处方：黄芪40 g，桃仁10 g，红花10 g，当归10 g，川芎10 g，熟地黄15 g，地龙10 g，僵蚕10 g，水蛭6 g，豨莶草15 g，五加皮12 g，甘草6 g。14剂，每日1剂，水煎，分早晚2次温服。

二诊：患者服药后，头晕好转，能平稳站立，肌肉疼痛缓解，口齿仍欠清，予前方加远志 15 g，石菖蒲 12 g，郁金 15 g，14 剂继续治疗，巩固疗效。患者经 2 个月治疗后，右下肢肌力改善，诸症状皆有好转。

【按语】此方是由补阳还五汤化裁而来，是治疗中风病后遗症的经验方。瘀血阻滞脑络为中风发病的关键环节，也是贯穿中风病始终的基本病机。结合四诊及舌脉信息，此患者辨证为气虚血瘀证，故以此方加减。二诊患者仍口齿欠清，加远志 15 g，石菖蒲 12 g，郁金 15 g 以开窍益智。水蛭是袁教授常用的虫类药，具有破血活血之功，可缓消瘀血，不伤新血。《医学衷中参西录》云："凡破血之药，多伤气分，唯水蛭味咸专入血分，于气分丝毫无损。"

14. 芦连脑鸣汤

【组成】芦荟，胡黄连，黄芪，益智仁，土鳖虫，当归，川芎，竹茹，丹参，桃仁，枸杞子，甘草。

【功用】补肾平肝，清热化痰，活血祛瘀。

【主治】脑鸣、耳鸣，水不涵木、气虚血瘀证。

【方解】脑鸣是指延脑的耳蜗神经核至大脑皮质听觉中枢的整个通道的任何一个部位的病变所致，其实质就是耳鸣。多由肝火上炎、肾精亏虚所致，《灵枢·海论》云："髓海不足，则脑转耳鸣，胫酸眩冒。"《杂病源流犀烛》云："肝胆火盛，耳内蝉鸣，渐致耳聋。"故首当辨明虚实。方中芦荟、胡黄连、当归养肝血，清肝火，泻火通便，共为君药；黄芪、益智仁、枸杞子温脾胃，补肝肾，滋阴血，与君药合用，使祛邪而不伤正，共为臣药；竹茹清热化痰，除烦止呕；川芎、丹参、桃仁活血化瘀，加土鳖虫疏通经络、活血散瘀，共为佐药；甘草益气和中。全方共奏补肾平肝，清热化痰祛瘀之效。

加减：心烦躁扰、夜寐不安者，加磁石、首乌藤、酸枣仁；头晕者加天麻、钩藤。

【病案】朱某，女，65 岁，2018 年 7 月 30 日就诊。

主诉：脑部鸣响时作半年，现脑部鸣响时作，日轻夜重，呈轰鸣声，口干苦，或双足乏力，睡眠欠佳，大便干结。既往患脑梗死，体查：BP

120/70 mmHg，心肺听诊正常。舌质暗红，苔薄腻，脉弦滑。

中医诊断：脑鸣，水不涵木、气虚血瘀证。

治法：补肾平肝，清热化痰，活血祛瘀。

处方：黄芪 20 g，益智仁 20 g，土鳖虫 10 g，当归 10 g，川芎 10 g，竹茹 10 g，丹参 10 g，桃仁 10 g，芦荟 15 g，胡黄连 15 g，枸杞子 15 g，甘草 6 g。7 剂，水煎服，早晚 2 次分服。

二诊：2018 年 8 月 9 日。脑部鸣响减轻，睡眠改善，便秘好转，舌淡红，脉沉滑，继原方 10 剂，水煎服，早晚 2 次分服。

【按语】脑鸣、耳鸣是临床上常见之症。袁教授认为脑为髓之海，髓海不足，则脑转耳鸣，胫酸眩冒。髓海不足于上，多由肾精亏损于下所致；肾为先天之本，肾开窍于耳，肾精不足，则其窍不得濡养而如蝉鸣响。治疗当以补肾平肝为主，同时兼顾改善脑部气血。

15. 地丹平压汤

【组成】生地黄，牡丹皮，白芍，桑寄生，黄芩，杭菊，夏枯草，牛膝，杜仲，石决明，生牡蛎，益母草，甘草。

【功用】补益肝肾，平肝息风，清热活血。

【主治】原发性高血压早期，肝肾阴虚、肝阳上亢证。

【方解】原发性高血压是以动脉血压增高为主要临床表现的疾病，常伴有心、脑、肾等器官功能性或器质性改变，属中医学"眩晕""头痛"等范畴。病机主要责之于气血亏虚、肾精不足导致髓海空虚，清窍失养，或肝阳上亢、痰火上逆、瘀血阻窍而扰动清窍发生眩晕，为本虚标实证，肝肾阴虚为本，肝阳上亢为标。治宜滋肾养肝，清热熄风。方中以杜仲、桑寄生补益肝肾以培元；生地黄、白芍滋阴清热，养肝柔肝；黄芩、夏枯草、杭菊、牡丹皮清肝降火，以折其亢阳；石决明属介类，其性咸寒重镇，功能平肝潜阳，除热明目，与生牡蛎合用，加强平肝息风之功；牛膝活血通脉而补肝肾，引血下行，与益母草合用，能活血利水，有利于平降肝阳。甘草调和诸药，诸药合用，共奏平肝息风，清热活血，补益肝肾之功效。

加减：肢体麻木者，加丹参；头胀痛甚者，加地龙、刺蒺藜；手足时作抽搐者，加地龙、全蝎；伴失眠、烦躁者，加炒酸枣仁、首乌藤；大便秘结者，加火麻仁；苔腻，手足肿胀者，加半夏、白术、泽泻；失眠，急躁易怒、口苦等肝火上炎者，加栀子。

【病案】兰某，女，71岁，2020年1月1日就诊。

主诉：头晕、头痛反复发作半年。现症见：头胀痛而眩晕，心烦易怒，口苦面红，或伴气促、心悸。体查：BP 168/102 mmHg，心律齐，无杂音，心界左移，双下肢肿不明显。舌质淡红，苔薄白，脉沉弦。

中医诊断：眩晕，肝阳上亢证；西医诊断：原发性高血压2级。

治法：滋肾养肝，滋阴潜阳。

处方：生地黄15 g，牡丹皮10 g，白芍20 g，桑寄生20 g，黄芩10 g，杭菊10 g，夏枯草15 g，杜仲15 g，石决明20 g，生牡蛎20 g，益母草20 g，甘草6 g。7剂，水煎服，早晚2次分服。

【按语】患者年事已高，肝肾渐虚，此次情绪激动，导致阴不敛阳，肝阳上亢，出现头晕、头痛、面红目赤、烦躁不安、心悸、舌红脉沉弦等症状，辨证为肝阳上亢证。治宜补益肝肾，平肝潜阳。袁教授将3级高血压分别与中医学理论中清肝泄热，平肝潜阳，镇肝息风联系起来，此处则是利用清肝泻热的方法治疗原发性高血压的早期。袁教授在治疗高血压时常在大量补益肝肾药物中加平肝潜阳药物，如石决明、夏枯草，以达到阴平阳秘，如此血压才能稳定在正常范围。

16. 龙牡熄风汤

【组成】生龙骨，生牡蛎，珍珠母，生地黄，熟地黄，玄参，白芍，石决明，龟甲，麦冬，益母草，赭石，甘草。

【功用】镇肝息风，滋阴潜阳。

【主治】原发性高血压3级，肝肾阴虚、肝风内动证。

【方解】本方主要治疗原发性高血压3级，其病机为肝肾阴虚，肝阳化风所致。临床主要以头晕目眩，目胀耳鸣，心中烦热，颈部胀痛，或时常嗳气，或肢体渐觉不利，站立不稳等表现。治以镇肝息风，佐以滋养肝肾。方中生龙骨、生牡蛎、珍珠母、石决明、赭石镇肝熄风，平肝潜阳，为急则治标；熟地黄、生地黄、玄参、麦冬、白芍滋阴清热，合龟甲以滋水涵木，滋阴以柔肝；益母草活血利水，有利于平降肝阳；甘草调和诸药。全方重用潜镇诸药，配伍滋阴之品，标本兼治，共奏镇肝息风，滋阴潜阳之效。

加减：眩晕明显者，加天麻、钩藤；头痛、目眩重者，加菊花、夏枯草；心中烦热者，加黄芩、栀子；失眠、多梦者，加首乌藤、茯神、炒酸枣仁；痰热甚者，加胆南星、竹沥；尺脉重按虚者，加山茱萸。

【病案】朱某，男，69岁，2018年8月13日就诊。

主诉：头隐痛伴后颈胀反复发作3年。3年前退休后血压增高，最高达210/120 mmHg（自服左旋氨氯地平片2.5 mg，每日1次），服药后血压无明显变化，饮酒后血压可下降，近期后颈部胀痛不适，失眠多梦，平素脾气暴躁，口苦，遇烦恼郁怒而加重。体查：BP 190/110 mmHg，心律齐，心音强，心率快，双肺（−）。舌红稍暗，苔黄腻，脉弦滑数，尺部脉弱。

中医诊断：眩晕，肝阳化风证；西医诊断：原发性高血压3级。

治法：滋养肝肾，镇肝息风。

处方：生龙骨20 g，生牡蛎20 g，珍珠母10 g，生地黄20 g，熟地黄20 g，玄参20 g，白芍20 g，石决明20 g，龟甲15 g，赭石15 g，麦冬20 g，益母草20 g，天麻20 g，甘草6 g。7剂，水煎服，早晚2次分服。

【按语】本方系袁教授根据多年临床经验而独创的经验方。该患者年旬近70，脏腑功能呈减退之势，肝肾阴亏，水不涵木，阴不维阳，阳亢于上，发为眩晕，严重者可致中风。《类证治裁·眩晕》云："良由肝胆乃风木之脏，相火内寄，其性主动主升；或由身心过动，或由情志抑郁，或由地气上腾，或由冬藏不密，或由高年肾液已衰，水不涵木……以致目昏耳鸣，震眩不定。"袁教授将3级高血压分别与中医学理论中清肝泄热，平肝潜阳，镇肝息风联系起来，此处则是利用镇肝息风的方法治疗高血压3级。以"镇肝""柔肝""凉肝""养肝"相结合，标本兼治。

17. 平肝调络饮

【组成】生地黄，桑寄生，牡丹皮，白芍，黄芩，杭菊，法半夏，石决明，牛膝，天麻，杜仲，首乌藤。

【功用】养肝阴，清肝热，疏肝风。

【主治】缓进型原发性高血压，肝风上扰证。

【方解】本方主治缓进型原发性高血压。症见：头晕目眩，甚则头痛且胀，每因烦劳恼怒而加剧，脉象弦数有力，严重时手足麻木。方中天麻平肝熄风；《本草汇言》云："天麻，主头风，头痛，头晕虚旋，癫痫强痉，四肢挛急，语言不顺，一切中风，风痰。"石决明咸寒质重，功能平肝潜阳，并能除热明目，两药合用加强平肝熄风之力；牛膝引血下行，并能活血利水；合杜仲、寄生补益肝肾以治本；黄芩、杭菊清肝泻火、平降肝阳；生地黄、牡丹皮清热凉血；白芍柔肝养肝，息风止痉；法半夏、首乌藤清热化痰，宁心安神。诸药合用，共奏养阴清热，平肝降逆，使阴平阳秘，血脉调和。

加减：阳亢化风，症见肢麻震颤者，加龙骨、牡蛎、全蝎；目涩口干，腰膝酸软者，加枸杞子、何首乌、女贞子；水肿者，加泽泻、车前子；心悸失眠甚者，加龙骨、牡蛎、炒酸枣仁；兼胸闷腹胀者，加香附、枳壳；颈胀、手足麻木者，加黄芪、桂枝。

【病案】方某，男，63岁，2018年2月28日就诊。

主诉：面赤、颈胀反复发作1个月余。现面赤、后颈胀痛，烦劳恼怒时，颈胀明显，偶发心悸、手足麻木。体查：BP 168/84 mmHg，心律齐，无杂音，心界正常，双肺（－）。舌质偏暗，苔薄腻，脉弦数。

中医诊断：眩晕，肝风上扰证；西医诊断：原发性高血压2级。

治法：养肝阴，清肝热，疏肝风。

处方：生地黄20 g，桑寄生30 g，牡丹皮10 g，白芍20 g，黄芩10 g，杭菊12 g，夏枯草20 g，杜仲15 g，石决明20 g，天麻10 g，钩藤15 g，僵蚕10 g。14剂，水煎服，早晚2次分服。

二诊：2周后复诊，测血压145/80 mmHg，面已不红，颈胀不明显。续予前方7剂，巩固疗效。

【按语】缓进型高血压亦称良性高血压，起病隐匿，病程进展缓慢。该患者以面赤、颈胀为主要表现，结合舌脉辨证为肝风上扰证。其主要病机在于阴阳气血失调，使用此方能平衡阴阳，血脉协调，对缓进型高血压治疗有一定的疗效。临床上袁教授将3级高血压分别与中医学理论中清肝泄热，平肝潜阳，镇肝息风联系起来，此处则是利用平肝潜阳的方法治疗2级高血压。

二、肺系病处方

1. 清痰咽咳散

【组成】南沙参，桔梗，橘红，半夏，牛蒡子，杏仁。

【功用】化痰止咳，清肺利咽。

【主治】咽炎，痰浊郁肺证。

【方解】慢性咽炎属中医学"喉痹"范畴，可发于各阶段人群，临床以反复咳嗽，咯痰，咽痒，咽部充血，咽后壁淋巴滤泡增生为主要表现。常由风热邪毒，壅滞咽喉，气血不调，痰湿内阻而成。肺主气，司呼吸，咽喉为肺之门户，风热邪气犯肺，肺气上逆而咳嗽，肺气不宣，热蒸津液为痰，宣发肃降失常，痰气交阻于咽喉。治宜化痰止咳，清肺利咽。方中以南沙参养阴清肺，益气化痰；牛蒡子味辛发散，以疏风散热，利咽祛痰，《珍珠囊》云："牛蒡子主润肺，散结气，利咽膈。"共为君药；臣以橘红、半夏理气健脾，燥湿化痰，以杜生痰之源；杏仁苦微温，长于宣肺利气，止咳平喘；桔梗辛开上达，宣肺祛痰，为"舟楫之剂"，可引药上行。两药合用，一升一降，使肺经气机调畅共为佐使药。诸药合用，共奏止咳利咽之功。

加减：若咽部充血严重，伴有淋巴滤泡增生者，加射干、马勃；若咳嗽日轻夜重，肺中有伏火者，加桑白皮、地骨皮、知母、石斛；若伴有肺气上逆之呛咳，加前胡、青皮降气止咳；若痰多，色黄而稠，加黄芩、黄柏清热化痰。

【病案】杜某，女，64 岁，于 2018 年 6 月 20 日来诊。

主诉：咳嗽反复发作 1 个月，加重 10 日。现症见：咳嗽，时有呛咳，日轻夜重，痰少色黄成团，难咯出，咽痒，口干，无恶寒发热，无汗出，饮食可，二便调。体查：咽后壁色红充血，淋巴滤泡增生，未扪及淋巴结，心肺听诊正常。舌质淡，苔白稍腻，脉弦滑。

中医诊断：喉痹，痰浊郁肺证；西医诊断：慢性咽炎。

治法：疏风清热，解毒利咽。

处方：南沙参 12 g，橘红 10 g，法半夏 10 g，牛蒡子 10 g，射干 10 g，杏仁 10 g，桑白皮 15 g，地骨皮 15 g，黄芩 10 g，前胡 10 g，青皮 10 g。14 剂。

【按语】 "喉痹"最早见于《黄帝内经》，如《素问·阴阳别论》："一阴一阳结，谓之喉痹。"多因肺卫失固，风热邪毒乘虚侵犯，从口鼻直袭咽喉，内伤于肺，相搏不去，致咽喉肿痛而为喉痹。如《杂病源流犀烛》曰："喉痹，痹者闭也，必肿甚，咽喉闭塞。"该患者以咳嗽，咽干，咽痒为特点，伴有夜晚呛咳，结合舌脉辨证为痰浊郁肺证。肺中痰浊郁久而化热，咽为肺道，郁热循经上炎灼伤咽部，桑白皮、地骨皮清肺中伏热，黄芩清咽部实热，三者合而治标；肺为娇脏，喜润而恶燥，热邪伤阴，肺热叶焦，肺道失润，故干咳咽痒少痰，以南沙参、牛蒡子清热润肺，以治其本，体现了袁教授从肺论治喉痹特点。

2. 苏前止嗽散

【组成】 紫苏梗，前胡，牛蒡子，枇杷叶，五味子，地龙，蝉蜕，蜜麻黄，杏仁，甘草。

【功用】 解表清里，降气止咳。

【主治】 急性支气管炎，风寒束表，痰热壅肺证。

【方解】 急性支气管炎属中医学"咳嗽"范畴，因寒邪袭表，肺气壅闭，不得宣降，郁而化热所致，临床以发热恶寒，鼻塞，流涕，咳嗽，咳吐黄色浓痰为主要临床表现，治宜宣肺解表散寒，化痰清热止咳。方中以紫苏梗、前胡宣降肺气，止咳平喘，共为君药；地龙、蝉蜕为虫类药，功擅清热化痰、解痉平喘，与牛蒡子合用，增强清热利咽之功，为臣药；肺主宣降，肺气郁闭，宣降失常，故以杏仁、枇杷叶利肺平喘，与麻黄合用，一宣一降，既可解表散寒，且复肺气宣降之权，使邪气去而肺气和；五味子酸甘而温，长于敛肺止咳，与麻黄合用，一散一收，使宣肺而不耗气，敛肺而不留邪，俱为佐药。甘草调药和中，且能止咳，用为佐使。诸药合用，外散风寒，内清痰热，宣肺降气而能止咳。

加减：若咳嗽不止，气粗声重者，加紫菀、百部润肺下气止咳；若咳痰量多，质稠者，加薏苡仁、茯苓、陈皮；若发热较重，口渴喜饮，舌质偏红，热象明显者，加黄芩、知母清泄肺热；若热盛伤津，咽燥口干，加南沙参、天花粉、芦根清热生津。

【病案】陈某，女，11 岁，于 2019 年 9 月 25 日来诊。

主诉：咳嗽伴发热 1 周。现症见：咳嗽，痰偏黄，喉痰不爽，鼻塞流黄涕，发热，轻微恶寒，口干，饮食可，二便调。体查：体温 37.8 ℃，心律齐，双肺呼吸音增粗，无啰音。舌红，苔薄黄，脉浮数。

中医诊断：咳嗽，风寒束表，痰热壅肺证；西医诊断：急性支气管炎。

治法：解表清里，降气止咳。

处方：紫苏梗 6 g，前胡 10 g，牛蒡子 10 g，枇杷叶 6 g，五味子 6 g，地龙 6 g，蝉蜕 6 g，蜜麻黄 6 g，杏仁 6 g，黄芩 8 g，知母 10 g，紫菀 8 g，甘草 4 g。7 剂。

二诊：2019 年 10 月 6 日。服药 7 剂后，咳嗽减轻，不发热，痰色白，易咯，口干不明显，咽喉稍痛，其余情况可。示热象已减，于上方去黄芩、知母，加射干 8 g 消痰利咽。

【按语】《医学心悟》云："肺体属金，譬若钟然，钟非叩不鸣，风寒暑湿燥火六淫之邪，自外击之则鸣。"肺为"娇脏"，主气司呼吸，上连气道，开窍于鼻，外合皮毛，内为五脏之华盖，肺朝百脉主治节，易受内外之邪侵袭而致宣发肃降失常。袁教授常用此方治疗风寒束表，痰热壅肺型咳嗽，其中蝉蜕、地龙为本方配伍特点，两者性凉而能解痉，兼能疏散外邪，对咳嗽，伴有喘息，吐黄色浓痰，身热，脉滑数者，疗效尤佳。

3. 三白止嗽散

【组成】白前，百部，桑白皮，杏仁，紫苏梗，前胡，紫菀，杭菊花，款冬花，甘草。

【功用】宣肺解表，化痰止咳。

【主治】急性支气管炎，风寒犯肺，肺气上逆证。

【方解】急性支气管炎属中医学"咳嗽"范畴，临床上以咳嗽，咳痰，或伴恶寒发热为主要临床表现，外邪犯肺，肺气上逆而咳，肺宣肃失常，津液凝聚为痰而嗽。治宜宣降肺气，化痰止咳。方中以白前、前胡、杏仁、紫苏梗解表散寒，降气化痰；桑白皮甘寒，长于止咳平喘，古代医家李杲云："桑白皮，甘以固元气之不足而补虚，辛以泻肺气之有余而止嗽。"紫菀、百部、款冬花甘苦而微温，专入肺经，润肺化痰止咳，对于新久咳嗽皆宜。"五脏六腑皆令人咳，非独肺也"。故以杭菊花抑木气之横逆，调畅全身气机；甘草调和诸药，且能止咳。全方合用，体现了袁教授治咳嗽以润肺、降肺为主。

加减：若肺部啰音明显，痰黄色稠者，口渴，心烦者，加黄芩、黄柏、生石膏清肺热；若吐痰量多色白，苔滑腻者，加半夏、浙贝母、茯苓；若有恶寒，发热，鼻塞，流清涕等风寒表证明显者，加荆芥、防风辛平解表，疏散风邪。

【病案】季某，女，75岁，于2019年12月4日来诊。

主诉：咳嗽5日。现症见：咳嗽，痰少色偏黄质稠，口渴，轻度恶寒，饮食可，二便调。体查：咽后壁充血。双肺呼吸音增粗，无啰音，右下肺少量痰鸣音，舌淡红稍暗，苔薄黄，脉浮小数。

中医诊断：咳嗽，风寒犯肺，肺气不宣证；西医诊断：急性支气管炎。

治法：疏风散邪，化痰止咳。

处方：白前10 g，百部15 g，桑白皮15 g，橘红10 g，杏仁10 g，紫苏梗10 g，前胡10 g，紫菀15 g，杭菊花10 g，款冬花12 g，黄芩12 g，牛蒡子10 g，甘草6 g。7剂。

二诊：2019年12月12日。服药7剂后，咳嗽减轻，痰色白，易咯，无恶寒发热等表现，此示热象已去，于原方去黄芩、牛蒡子、杭菊花，7剂，以巩固疗效。

【按语】《医学心悟·咳嗽》云："凡治咳嗽，贵在初起得法为善。经云：微寒微咳……属风寒者十居其九。故初治必须发散，而又不可以过散，不散则邪不去，过散则肺气必虚，皆令缠绵难愈。"三白止嗽散为袁教授之经验方，此方组成寒温并用，温而不燥，润而不凉，对于咳嗽偏风寒者尤为适宜。该患者初诊时因未及时进行治疗，伴有风寒化热之象，故以三白止嗽散解表散寒，降气止咳，加以黄芩、牛蒡子清泄肺热。二诊肺热已减，故去掉黄芩、牛蒡子、杭菊，予以前方治疗巩固疗效。袁教授在临证时注意病情的动态变化，随证加减。

4. 清降肺炎汤

【组成】蜜麻黄，杏仁，生石膏，黄芩，连翘，紫苏梗，前胡，槟榔，竹茹，甘草。

【功用】清热化痰，宣肺平喘。

【主治】肺炎，痰热壅肺证。

【方解】肺炎属中医学"咳嗽""喘证"范畴，临床上以寒战、高热、咳嗽、咳痰、胸痛等为主要表现，其病机为外邪侵肺，肺失宣降，痰湿内阻，郁而化热，可见咳嗽、咳痰；邪热内盛，阻滞肺络，可致胸痛、咯血。治宜清热化痰，宣肺平喘。该方以麻黄、杏仁宣肺利气，止咳平喘。《本草正义》云："麻黄轻清上浮，专疏肺郁，宣泄气机，是为治外感第一要药。"两药相配，一宣一降，以复肺气宣降之权；石膏、黄芩、连翘、竹茹清泄肺热，解毒化痰，与麻黄合用，既宣散肺中风热，又清宣肺中郁热；紫苏梗、前胡降气化痰，止咳平喘；肺与大肠相表里，故以槟榔通腑泄热，泻下清上；甘草益气和中，可防石膏寒凉伤中。本方以辛温与寒凉相伍，宣肺而不助热，清肺而不凉遏，共奏清热化痰，宣肺平喘之功。

加减：若腹胀便秘者，加生大黄、芒硝，以清腑泄热；有恶寒发热，表证明显者，加荆芥、防风疏风解表；若伴有气促，难以平卧者，加桑白皮、葶苈子泻肺平喘；若痰浊，量多，色黄，苔黄腻者加瓜蒌壳、胆南星、鱼腥草以清化痰热。

【病案】李某，男，79 岁，于 2019 年 3 月 6 日来诊。

主诉：咳嗽反复发作 30 余年，加重伴发热 1 周。现症见：咳嗽，痰色黄质稠量多，畏寒，发热，呼吸急促，平卧困难，纳食可，大便秘结。体查：双肺呼吸音增粗，左下肺闻及湿啰音，桶状胸，心律齐，唇绀。舌质淡紫稍暗，苔黄腻，脉弦滑。

中医诊断：肺热病，痰热壅肺证；西医诊断：肺炎。

治法：宣肺平喘，清热化痰。

处方：蜜麻黄 10 g，杏仁 10 g，生石膏 15 g，黄芩 10 g，连翘 10 g，紫苏梗 10 g，前胡 10 g，槟榔 10 g，竹茹 10 g，桑白皮 15 g，火麻仁 15 g，生甘草 6 g。7 剂。

【按语】肺热病是集肺脏本身、鼻窍、咽喉、肌表等一种综合性病症，临床上以发热、咳嗽、烦渴、胸痛、痰多等为主要临床表现。见于《素问·刺热》："肺热病者，先淅然厥，起毫毛，恶风寒，舌上黄，身热，热争则喘咳，痛走胸膺背，不得大息，头痛不堪，汗出而寒。"袁教授治疗多从热、从痰着手，重在清热、宣肺、降痰顺气。肺热病临床常见大便秘结症状，袁教授遵循肺与大肠相表里，以槟榔、火麻仁通腑泄热，泻下清上，调畅气机，使邪有出路。

5. 三子慢支汤

【组成】白芥子，葶苈子，紫苏子，桑白皮，杏仁，蜜麻黄，陈皮，法半夏，浙贝母，瓜蒌壳，款冬花，甘草。

【功用】降气化痰，止咳平喘。

【主治】慢性支气管炎，痰浊郁肺证。

【方解】慢性支气管炎属中医学："咳嗽"范畴，临床上以反复发作的咳嗽、咳痰为主要表现，其病位在肺，与脾、胃相关，久之及肾。病机为肺失宣降、痰湿内蕴，治宜降气化痰，止咳平喘。方中以性温之白芥子、紫苏子温肺化痰降气，以性寒之桑白皮、葶苈子清肺化痰止咳；麻黄宣肺平喘，《本草正义》云："麻黄轻清上浮，专疏肺郁，宣泄气机"。与杏仁合用，一宣一降，调畅肺中气机；《医贯·论咳嗽》记载：

"故咳嗽者，必责之肺，而治之之法不在于肺，而在于脾。"因脾虚不能运化水液，则聚湿生痰，故以陈皮、法半夏燥湿化痰，以助脾胃运化，则痰自消；浙贝母、瓜蒌壳清热化痰，宽胸理气，《本草纲目拾遗》云："浙贝母，解毒利痰，开宣肺气，凡肺家夹风火有痰者宜此。"款冬花润肺下气，止咳平喘，以防诸药之辛燥。甘草调和诸药。全方寒温并用，集清肺、降肺、润肺于一体，中正平和。

加减：若动则气喘，胸闷，两尺无力者，加补骨脂、肉桂以纳气平喘；若伴有胸闷，舌紫，唇暗者，加丹参、砂仁活血化瘀；痰湿较重，舌苔厚腻者，加苍术、厚朴燥湿化痰。

【病案】陈某，女，61岁，于2019年1月30日来诊。

主诉：反复发作咳嗽、咳痰30余年，加重10余日。现症见：咳嗽，痰稠难咯，动则气喘，咽痒，无恶寒发热，无汗出，饮食可，夜尿频多。体查：双肺呼吸音清晰，未闻及啰音，心律齐，无心脏杂音，舌质淡红，苔白腻，脉沉细，两尺无力。

中医诊断：咳嗽，痰浊郁肺证；西医诊断：慢性支气管炎。

治法：降气化痰，止咳平喘。

处方：白芥子6 g，葶苈子10 g，紫苏子6 g，桑白皮20 g，杏仁10 g，蜜麻黄10 g，陈皮10 g，法半夏10 g，浙贝母10 g，瓜蒌壳10 g，款冬花12 g，补骨脂15 g，肉桂6 g，甘草6 g。14剂。

【按语】《医学心悟》云："肺体属金，譬若钟然，钟非叩不鸣……劳欲情志，饮食炙煿之火自内攻之则亦鸣。"此案患者咳嗽病程日久，为内伤咳嗽，病位以肺为主，累及脾肾，以三子慢支汤加减治疗，紧扣病机。袁教授在治疗慢性支气管炎时，重视脾肾二脏。"脾为生痰之源，肺为贮痰之器"，常加陈皮、半夏、厚朴理气健脾、燥湿化痰，以杜生痰之源，动则气喘，两尺无力，乃为肾不纳气之兆，故加补骨脂、肉桂温肾纳气平喘，肺肾同治。

6. 虚喘汤

【组成】补骨脂，熟地黄，当归，蜜麻黄，杏仁，法半夏，陈皮，细辛，紫石英，肉桂，甘草。

【功用】补肾纳气，止咳平喘。

【主治】慢性阻塞性肺病（恢复期），肺肾气虚证。

【方解】喘息性支气管炎等疾病属于中医学"喘证"范畴，临床上以反复发作的咳嗽、咳痰、气促为主要表现。多因久病肺虚，气失所主，气阴亏耗，肾元亏虚，肾不纳气则见短气喘促，治宜补肾纳气，止咳平喘。方中以补骨脂、熟地黄补肾益气，填精益髓；紫石英甘温，治心腹咳逆邪气，补不足，与肉桂、细辛相须为用，可温中助阳解表、温肺化饮祛痰；蜜麻黄、杏仁宣肺平喘，两药合用，一宣一降，以复肺宣降之权；陈皮、法半夏燥湿化痰；当归补血活血，润肠通便，《本草求真》云："当归是以气逆而见咳逆上气者，则当用此以和血，血和而气则降矣。"甘草调和诸药。诸药合用，共奏补肾纳气，止咳平喘之功效，使肺气得宣，肃降有权，而咳自愈。

加减：若痰黏难咯，量少者，加白芥子、胆南星以化顽痰；若烦热而渴，面颧潮红，咽喉不利等阴虚者，加沙参、麦冬、五味子以滋阴；若咳嗽，痰多喘促者，加白芥子、葶苈子、紫苏子降气平喘；若咳嗽咳痰，色黄、口渴等肺热者，加黄芩、黄柏清肺热；若食少便溏，腹中气坠者，加黄芪、党参、白术肺脾同治；若肾阴虚明显者，去性温之细辛、肉桂，加龟甲、麦冬补益肾阴。

【病案一】戴某，女，74岁，于2018年5月31日来诊。

主诉：咳嗽、咳痰、气促反复发作4年。现症见：咳嗽，痰稠难咯量少，活动后明显气促，腰膝酸软，夜尿频多，畏寒，无汗出，饮食可。体查：呼吸稍促，双肺闻及散在痰鸣音，无啰音，桶状胸，心律齐，无心脏杂音。舌质淡，苔白润，脉细弱。

中医诊断：喘证，肺肾两虚证；西医诊断：慢性阻塞性肺病（恢复期）。

治法：补肾纳气，止咳平喘。

处方：补骨脂15 g，熟地黄20 g，当归10 g，杏仁10 g，蜜麻黄10 g，陈皮10 g，法半夏10 g，细辛3 g，紫石英（先煎30分钟）10 g，肉桂 3 g，白芥子 6 g，胆南星 6 g。14 剂。

【按语】《景岳全书·喘促》："实喘者有邪，邪气实也；虚喘者无邪，元气虚也。"叶天士《临证指南医案·喘》："在肺为实，在肾为虚。"该患者以咳嗽、咳痰为主要表现，结合舌脉辨证为肾不纳气证，病位在肺肾，以虚喘汤治疗紧扣病机。袁教授在治疗喘证时以治肾为主，常用紫石英、补骨脂、熟地黄为君，温肾填精，纳气平喘以治其本，佐以杏仁、麻黄等宣肺止咳治其标。针对顽痰，袁教授常以白芥子、胆南星温肺化痰以祛之。

【病案二】李某，男，79 岁，于 2020 年 6 月 12 日来诊。

主诉：反复咳嗽、气喘 10 年，加重 1 个月。现症见：咳嗽，咳声低微，活动后气喘，气不接续，胸闷，身寒肢冷，腰酸腿软，易出汗，饮食可，小便清，大便正常，夜寐可，舌质淡，苔薄润，脉沉细。

中医诊断：喘证，肺肾两虚证；西医诊断：喘息性支气管炎。

治法：补肾助阳，降气平喘。

处方：补骨脂 20 g，熟地黄 20 g，当归 10 g，蜜麻黄 10 g，杏仁 10 g，法半夏 12 g，陈皮 10 g，细辛 3 g，紫石英（先煎 30 分钟）10 g，肉桂 3 g，浙贝母 15 g，钟乳石 10 g，丹参 20 g，砂仁 10 g。14 剂。

【按语】本案患者动则气喘，必为虚喘。《医学心悟·喘》云："外感之喘，多出于肺，内伤之喘，未有不由于肾者。"该患者以身寒肢冷，腰酸腿软，动则气喘为主要表现，结合舌脉辨证肺肾两虚证，治宜补肾、平喘。袁教授在临证时常随证加减。如伴胸闷胸痛，兼夹瘀血表现者，常加丹参、砂仁、当归，合丹参饮之意；若呼吸急促，喘息不止，肢寒畏冷者，加鹅管石、紫石英温肾定喘。《玉楸药解》云："钟乳石主治温肺气，壮元阳，下乳汁。治虚劳喘咳，寒嗽，乳汁不通。"

7. 沙芥肺胀汤

【组成】北沙参，白芥子，炒白术，厚朴，杏仁，蜜麻黄，瓜蒌壳，陈皮，法半夏，浙贝母，甘草。

【功用】健脾益肺，降气化痰。

【主治】肺气肿，痰浊郁肺证。

【方解】肺胀以咳、喘、痰、闷、瘀为特点，表现为咳嗽，痰多，胸中憋闷，喘息，动则加剧，甚则鼻翼煽动，日久可见心慌心悸，面唇紫绀。其病机为本虚标实，治宜标本兼顾，以降气化痰治其标，补肺健脾治其本。方中以北沙参养阴清肺；白芥子辛温入肺，通行经络，长于温肺祛痰、利气散结。《本草求真》云："白芥子能治胁下及皮里膜外之痰，非此不达。"两药合用，一寒一温，使虚热能清，寒痰能化，共为君药；臣以杏仁、蜜麻黄宣肺平喘，二者宣降相配，肺气协调，故能止咳平喘；脾为生痰之源，故以白术、厚朴、陈皮健脾宽中，燥湿化痰，助脾胃运化，以绝生痰之源；瓜蒌壳、法半夏、浙贝母清热化痰，宽胸散结，俱为佐药；甘草益气和中，且能止咳，为使药。诸药合用，可降气止咳，健脾化痰。

加减：若动则喘息，肾不纳气者，加补骨脂、熟地黄、肉桂以补肾纳气；若心胸憋闷，面唇紫绀者，加丹参、砂仁、桃仁、红花活血化瘀；若伴有痰鸣喘息，不能平卧者，加射干、葶苈子泻肺平喘。

【病案】蓝某，男，81岁，于2020年7月22日来诊。

主诉：咳嗽、胸闷、气促反复发作10余年。现症见：咳嗽，胸闷，胸部膨满，活动后明显气促，口唇发绀，无明显胸痛，无恶寒发热，无汗出，饮食可，小便可，大便稍结。体查：呼吸稍促，桶状胸，双肺闻呼吸音清，无啰音，心律齐，无心脏杂音。舌质暗红，苔薄腻，脉弦滑。

中医诊断：肺胀，痰浊郁肺，肾不纳气证；西医诊断：肺气肿。

治法：健脾益肺，降气化痰，佐以温肾纳气。

处方：北沙参20g，白芥子6g，炒白术15g，厚朴15g，杏仁10g，瓜蒌壳15g，陈皮10g，法半夏10g，补骨脂10g，淫羊藿10g，丹参15g，砂仁10g，甘草6。14剂。

【按语】肺胀之病名首见于灵枢。《灵枢·胀论》："肺胀者，虚满而喘咳。"《诸病源候论·咳逆短气候》记载肺胀的病机为："肺虚为微寒所伤则咳嗽，嗽则气还于肺间，则肺胀，肺胀则气逆，而肺本虚，气为不足，复为邪所乘，壅痞不能宣畅，故咳逆短气也。"袁教授尊先贤之思想，认为肺胀早期，以痰浊、水湿为主，病在肺、脾、肾；后期因久病迁延不愈，气虚及阳，可见阴阳两虚。该患者年旬八十，元气亏虚，以咳嗽、胸闷、气促为表现，结合舌脉辨证为痰浊郁肺，肾不纳气证，以沙芥降肺汤降气化痰以治其标，以补骨脂、淫羊藿温补肾阳，纳气平喘以治其本，故气机升降自调，咳嗽能止。

8. 抗敏鼻炎方

【组成】五味子，荆芥，银柴胡，黄芪，防风，炒白术，乌梅肉，黄精，苍耳子，薄荷，辛夷，白芷，甘草。

【功用】益气解表，宣通鼻窍。

【主治】变应性鼻炎，卫虚外风证。

【方解】变应性鼻炎属中医学"鼻鼽"范畴，临床以突发和反复发作的鼻痒、喷嚏、流清涕、鼻塞为主要表现。多由于脏腑虚损，外邪趁虚而入，卫外不固所致。治宜补益正气，疏风解表。该方以黄芪为君药，行甘温，能补益肺气，更善实卫气而固表，合炒白术、黄精以补正气，实卫气。表虚卫气不固，易为风邪所侵，故以银柴胡、荆芥、防风、白芷、薄荷、苍耳子、辛夷花走表而祛风邪，通鼻窍。《别录》云："辛夷温中解肌，利九窍，通鼻塞涕出。"共为臣药；五味子、乌梅味酸，其性善敛，能敛肺气，收敛皮毛，御邪气，与银柴胡、防风、黄芪合用，为过敏煎，以增强益气解表之功效。甘草调和诸药。诸药合用，有收有散，有升有降，阴阳并调。

加减：若神疲乏力，少气懒言，舌质胖嫩，有齿痕者，加党参、山药、茯苓健脾益气；若伴夜尿多、小便清长者，加补骨脂、淫羊藿、菟丝子补肾温阳；若鼻痒难忍者，加蜈蚣、全蝎祛风止嚏。

【病案】陈某，男，55 岁，于 2019 年 6 月 12 日来诊。

主诉：鼻塞、流涕、喷嚏反复发作 6 年。现症见：早晨起后则鼻塞、流清涕、打喷嚏，平素怕冷，易感冒，无汗出，饮食一般，小便清，大便正常，舌质淡偏胖，苔薄白，脉细紧。

中医诊断：鼻鼽，卫虚外风证；西医诊断：变应性鼻炎。

治法：益气固表，摄津止涕。

处方：五味子 15 g，荆芥 10 g，银柴胡 10 g，黄芪 30 g，防风 15 g，炒白术 15 g，乌梅肉 10 g，黄精 10 g，苍耳子 12 g，薄荷 10 g，辛夷 10 g，白芷 12 g，甘草 6 g。7 剂。

二诊：2019 年 6 月 20 日。服药 7 剂后，鼻塞、流涕减轻，精神尚可，其余情况一般，原方再服 7 剂，以巩固疗效。

【按语】《灵枢·脉度》云："肺气通于鼻，肺和则鼻能知臭香矣。"叶天士《温热论》云："肺主气属卫。"肺主一身之气，肺气虚则卫外不固，外邪趁虚而入，故有流涕鼻塞、易感冒、怕冷等表现。袁教授从肺论治变应性鼻炎，以抗敏鼻炎方益气固表，宣通鼻窍，补中有疏，散中寓收，相反相成。其治疗大法包括健脾、补肺、温肾、通窍、疏风等。

9. 抗敏平喘汤

【组成】白芥子，葶苈子，紫苏子，北沙参，百部，银柴胡，乌梅，五味子，黄芪，防风，白术，细辛，肉桂，甘草。

【功用】温中益气固表，化痰止咳平喘

【主治】支气管哮喘，肺肾两虚证。

【方解】支气管哮喘属中医"哮病"范畴，多由宿痰伏肺，遇诱因而发，以致痰阻气道，肺失肃降，痰气搏击的发作性痰鸣气喘疾病。以发作时喉中有哮鸣声，呼吸急促困难，甚至喘息不能平卧为主要表现，为本虚标实之证。本虚为肺脾肾气虚，标实为痰浊，治疗可遵循《景岳全书·喘促》："未发以扶正气为要，既发以攻邪气为急。"该方以白芥子温肺豁痰利气，紫苏子性温降气止咳平喘，配以性寒之葶苈子止咳平喘，寒温并用，为治疗咳嗽哮喘的常用组合；北沙参、百部滋阴润肺，制诸药之温燥；银柴胡、乌梅、五味子性味甘酸，敛肺生津止咳，对于抗过敏反应有不错效果，袁教授常结合现代药理研究，专病专药，衷中参西；黄芪、防风、白术合玉屏风散之意，补肺实卫；细辛、肉桂补肾助阳，温肺饮。甘草调和诸药。诸药合用，标本兼治，共奏益气固表，止咳平喘之功。

加减：若气促、喘息明显者，加鹅管石、紫石英温肺纳气平喘；若痰多者，加浙贝母、半夏、陈皮温肺化痰；若气管痉挛，痰鸣气促甚者，加僵蚕、蝉蜕、白果解痉定喘；若肢寒畏冷，舌淡，脉沉细者，加补骨脂、淫羊藿等温肾之品。

【病案】丑某，女，65 岁，于 2018 年 6 月 7 日来诊。

主诉：咳喘、气促反复发作 30 余年。现症见：咳喘、气促、伴有喉中哮鸣音、流清涕，春夏季节交替遇冷空气时易发作，气短声低，畏寒肢冷，易感冒，腰膝酸软，饮食一般，小便可，大便正常，夜寐可，舌质淡，苔薄白润，脉细弱，两尺无力。

中医诊断：哮病，肺肾两虚证；西医诊断：支气管哮喘。

治法：益气固表散寒，降逆止咳平喘。

处方：白芥子 6 g，葶苈子 12 g，紫苏子 6 g，北沙参 15 g，百部 10 g，银柴胡 10 g，五味子 15 g，防风 10 g，杏仁 10 g，紫石英（先煎 30 分钟）15 g，肉桂 3 g，补骨脂 12 g，细辛 5 g，甘草 4 g。14 剂。

二诊：2018 年 6 月 22 日。服药 14 剂后，咳嗽、气喘好转，喉中已无哮鸣音，仍有气短声低，畏寒肢冷，精神尚可，其余情况同前，原方有效，肾阳亏虚之象明显，于原方去紫石英，加淫羊藿 15 g，14 剂。

【按语】《景岳全书·喘促》："喘有夙根，遇寒即发……扶正气须辨阴阳，阴虚者补其阴，阳虚者补其阳，攻邪气者……于温补中宜量加消散。"该患者为哮喘的急性发作期，故治当温补与消散共用。抗敏平喘汤为袁教授之经验方，袁教授用玉屏风散加肉桂、细辛、补骨脂等温肾之品，补益肺肾治其本；白芥子、葶苈子、紫苏子、北沙参、百部寒温并用，降气化痰止咳治其标；其因气促比较明显，加紫石英以温肾纳气。支气管哮喘为反复发作的单独的肺系疾病，易遇外邪而发，袁教授常在此方中加银柴胡，五味子，以御外邪。

三、脾胃病处方

1. 虚秘汤

【组成】 黄芪，白芍，当归，肉苁蓉，威灵仙，金银花，制大黄，厚朴，火麻仁，甘草。

【功用】 益气养血，润肠导滞。

【主治】 便秘，血虚证。

【方解】 老年人便秘多因气血虚衰，气虚则传送无力，血虚则润泽荣养不足，皆可导致大便不通。同时亦难免有燥热、气滞或瘀血等夹杂其中，所以单纯润肠效果不佳，而承气等泻法又容易引起正气愈虚等问题。此方重用黄芪补气健脾，当归、白芍益气养血，火麻仁、肉苁蓉补肾阳，益精血，润肠通便，上五位药合用以治其本；厚朴行气消胀除满，制大黄泻热通便，威灵仙"宣通五脏，去腹内冷滞，心腹痰水"，三味药合用通气而利脏腑以治其标，佐以金银花清脏腑之热而不伤正，甘草益气和中。全方共奏益气养血、润肠导滞之功效。

加减：若大便连日得畅，腹胀缓者，舌淡，脉细者，可减制大黄用量；若口干咽燥，舌红少苔，脉细数者，加南沙参、麦冬、生地黄；若面色无华，头晕目眩，口唇色淡，舌淡苔白，脉细弱者，加熟地黄、川芎、制何首乌；若两胁胀满，乳房胀痛，月经紊乱，舌淡红，苔薄白者，加柴胡、郁金；若患者体胖，喜食膏粱厚味，口中黏腻，大便不爽，舌红，苔白腻，脉滑者，加木香、炒白术、陈皮、半夏。

【病案】 吴某，女，55岁，于2018年1月12日来诊。

主诉：大便秘结10年。患者既往患糖尿病多年，现病情较稳定，但苦于大便干燥不畅，数日一行，排除困难，腹满而痛，需服泻药后可大便，便后乏力，口气稍重，小便短赤，头晕目眩，面白神疲，舌淡红，苔薄白，脉沉细。

中医诊断：便秘，气血亏虚，燥热内蕴证；西医诊断：便秘。

治法：益气养血，润肠导滞。

处方：黄芪 30 g，白芍 20 g，当归 12 g，肉苁蓉 15 g，威灵仙 15 g，金银花 10 g，制大黄（后下）8 g，厚朴 15 g，火麻仁 10 g，陈皮 10 g，杏仁 10 g，生甘草 6 g。14 剂。

二诊：2018 年 1 月 27 日。服药后大便日渐好转，大便通畅，每日 1 次，无腹部胀满，自汗，舌淡红，苔薄白，脉沉细，两尺弱。考虑到燥热内蕴症状好转，但气血亏虚仍明显，给予调整用药，原方去掉制大黄、杏仁、陈皮，以免久服致泻，佐以柴胡疏肝理气，调和脾胃；浮小麦、大枣益气止汗。再服 7 剂，巩固疗效。

处方：黄芪 20 g，白芍 20 g，当归 12 g，肉苁蓉 15 g，威灵仙 15 g，金银花 12 g，厚朴 12 g，火麻仁 15 g，浮小麦 30 g，柴胡 10 g，大枣 10 g，甘草 6 g。7 剂。

【按语】《景岳全书·秘结》把便秘分为阴结、阳结两类，"阳结者邪有余，宜攻宜泻者也；阴结者正不足，宜补宜滋者也，知斯二者即知秘结之纲领也"。指出了治疗便秘的治疗原则。袁教授认为老年性便秘多属阴结，故不宜一见便秘便予猛攻进伐之剂，而犯虚虚之戒，变生他证。根据其临证特点，袁教授多予润下之法以"增液行舟"，又考虑患者多有气血不足，故又配以益气养血之品，常佐以制大黄、厚朴、杏仁、陈皮以助通下之功，杏仁还可开宣肺气，所谓"提壶揭盖"之法，屡获良效。袁教授强调便秘辨证时不可忽略各证相兼，如气郁化火，以及夹湿等，应慎审其因，详辨其证，权衡轻重主次，贵于灵活变通治疗。

2. 延芍腹痛散

【组成】延胡索，白芍，沉香，乌药，细辛，海螵蛸，川楝子，蒲公英，瓦楞子，柴胡，郁金，甘草。

【功用】疏肝和胃，温中行气，制酸止痛。

【主治】肠痉挛，寒滞胃肠，肝胃不和证。

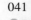

【方解】 此证型肠痉挛患者疼痛呈阵发性发作，得暖则舒，遇寒加重，喜食暖饮，偶有反酸，与精神情绪因素有关。方中众多温中行气的药物，如延胡索温中理气止一身痛，沉香性温辛香擅长行气止痛，温中止呕，乌药能温通一身上下诸气止痛，细辛能温中下气，散寒止痛，此四药为君药；肝主疏泄，配伍柴胡疏肝气，川楝子泄肝气清肝热，郁金行肝气且能入血分化瘀止痛，此三药为臣；又恐众多辛散之品伤精耗气，佐以白芍味酸养肝阴以敛肝阳，使肝气不亢不郁；海螵蛸和瓦楞子味咸性温，能制酸止痛；现代药理研究表明，蒲公英能通利胆腑，舒张胆囊平滑肌，而解除肝胃不和、胆道不利引起的胆囊绞痛。甘草益气和中。诸药合用，共奏温中止痛之功效。

加减：若食少腹胀，舌红苔薄者，加炒白术、炒麦芽、建曲；若体胖、口不渴，大便溏，舌红苔白腻，脉滑者，加炒白术、苍术、茯苓。

【病案】 吴某，女，67 岁，2019 年 1 月 10 日就诊。

主诉：阵发性腹痛反复发作 2 年，腹痛部位在左上腹及剑突下，痛时伴有恶心反酸，常与精神情绪因素有关，或在进食油腻生冷或甜腻食物后发作，食纳尚可，大便正常，体胖，腹部无明显包块、压痛。舌质淡紫，苔薄白，脉弦滑。

中医诊断：腹痛，肝胃不和证；西医诊断：肠痉挛。

治法：疏肝和胃，温中理气，制酸止痛。

处方：延胡索 15 g，白芍 20 g，沉香 3 g，乌药 12 g，细辛 3 g，海螵蛸 15 g，川楝子 10 g，蒲公英 20 g，瓦楞子 15 g，柴胡 12 g，郁金 10 g，甘草 6 g。

【按语】 寒性收引，使肌肉、筋脉收缩挛急，气机内敛不畅；酸性收涩，能敛汗液、体液、精液、胆液，使其不散，但若胆液不散，则内郁化热，热灼肝阴而疼痛不止；肝主疏泄，调畅气机，能疏肝利胆，化瘀止痛。本方以温中散寒制酸、疏肝理气止痛为治法，凡在临床中遇到同类病机者可大胆试用，疗效甚佳。

3. 乳没疡结散

【组成】乳香，没药，五味子，炒白术，补骨脂，诃子肉，肉豆蔻，石斛，木香，地榆炭，甘草。

【功用】温中健脾，理气活血。

【主治】胃、十二指肠球部溃疡、糜烂性胃炎，脾胃虚寒、气滞血瘀证。

【方解】本方用于治疗因饮食生冷，损伤中阳，或久病脾胃阳虚，复加饮食寒冷所伤，中阳不振，虚寒凝滞，气血不畅而生溃疡者。方中以补骨脂、肉豆蔻温补脾肾，五味子、诃子肉温敛收涩，固肾益气，辅以炒白术、木香、甘草益气健脾以治本；以乳香、没药、地榆炭活血定痛、生肌敛疮以治其标；石斛滋胃阴以制诸药温燥。全方共奏温中健脾、活血定痛、生肌敛疮之功效。

加减：如溃疡处出血，大便色黑如柏油样，加白及、藕节炭；若形寒肢冷，四肢欠温者，加荜茇、骨碎补；若嗳气频频、呃逆者，加丁香，旋覆花；若食少，胀满者，加陈皮、厚朴、神曲、山楂。

【病案】田某，女，65 岁，于 2018 年 8 月 29 日来诊。

主诉：阵发性腹部胀满疼痛 1 个月余。患者自述腹部胀痛，呈阵发性发作，痛处喜温喜按，得食痛减，神疲乏力，胃纳不佳，大便溏薄，舌质暗红，苔薄滑，脉沉弦滑。

中医诊断：腹痛，脾胃虚寒、气滞血瘀证；西医诊断：溃疡性结肠炎。

治法：温中健脾，理气活血。

处方：乳香（包煎）8 g，没药（包煎）8 g，五味子 15 g，炒白术 15 g，补骨脂 15 g，诃子肉 10 g，肉豆蔻 10 g，石斛 12 g，木香 10 g，地榆炭 10 g，厚朴 12 g，川芎 10 g，甘草 6 g。14 剂。

二诊：2020 年 9 月 12 日。服药后腹痛缓解，大便基本成形，每日 1～3 次，食纳尚可，舌质红，苔白腻，脉沉细缓。于前方去温燥之品（肉豆蔻、厚朴、甘草），佐以九香虫补气健脾，川楝子制诸药温燥。

处方：乳香（包煎）10 g，没药（包煎）10 g，五味子 15 g，炒白术

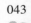

15 g，补骨脂 15 g，诃子肉 12 g，石斛 12 g，木香 10 g，地榆炭 10 g，九香虫 10 g，川楝子 10 g。14 剂。

此方嘱连服 14 剂，巩固疗效，并注意饮食忌生冷，半年后随访未再复发。

【按语】患者腹部胀痛 1 个月余，喜温喜按，西医镜检提示溃疡性结肠炎。根据其临床症状诊断为虚寒性腹痛。中焦虚寒，胃络失于温养，气机升降失常，气机阻滞，故腹部胀痛；清气不升，在下则发为飧泄；脾胃运化无力，气血化源不足，不能充精养神，故神疲乏力、纳呆；脾失运化，水湿内停，故见舌质暗红，苔薄滑，脉沉弦滑。乳没疡结散温中健脾，理气活血，治疗虚寒性腹痛。

4. 芩芍清肠汤

【组成】黄芩，白芍，薏苡仁，桃仁，牡丹皮，冬瓜仁，败酱草，马齿苋，甘草。

【功用】清热燥湿，除积导滞，解毒消炎。

【主治】急性胃肠炎，胃肠湿热证。

【方解】急性胃肠炎属中医学"泄泻"范畴。多因感受外邪、饮食不节、情志失调、脏腑虚损等各种病因致脾胃运化失常，水湿不运，郁久化热，湿热为患，蕴于体内，升降失调，清浊不分，肠道传导失司，发为胃肠湿热型泄泻。《景岳全书》云："若饮食失节，起居不时，以致脾胃受伤，则水反为湿，谷反为滞，精华之气不能输化，乃致合污下降而泻痢作矣。"因此，本方以"芍药汤""大黄牡丹汤"的组方思路为基础，去除大黄、芒硝等泻下药，增加清热利湿、解毒排脓的败酱草、马齿苋等药。大肠为六腑之一，以通为用，以降为顺，且肺与大肠相表里，选择既入肺又入大肠的药物，如黄芩、薏苡仁、冬瓜仁、桃仁。其中黄芩性味苦寒，归肺、大肠经，功擅清热燥湿解毒，桃仁、薏苡仁、冬瓜仁清肠利湿，排脓散结，此四味药合用既能宣肺利肠又能清肠泄浊，使湿热从大便而去，乃"通因通用"之法；白芍、甘草养血和营，缓急止痛。诸药共奏清热、解毒、行气、导滞之功效。

加减：若腹部胀满，里急后重甚者，加厚朴、木香；若口苦，口黏，大便溏稀，舌淡苔腻者，加佩兰、藿香；若病延日久，伴神疲乏力、少气懒言，舌淡，脉细者，加党参、白术；若口燥咽干，舌红少苔者，加南沙参、麦冬；若食纳少，腹胀者，加麦芽、山楂、砂仁。

【病案】王某，男，77 岁，于 2018 年 1 月 11 日来诊。

主诉：呕吐、腹泻 2 日。患者自述两日前因饮食不当，导致泄泻，每小时 1 次，泻而不爽，呕吐，口渴，头晕，神疲乏力，食纳减少，舌质淡红稍暗，苔黄腻，脉弦滑小数。

中医诊断：泄泻，脾胃虚弱、湿热郁肠证；西医诊断：急性胃肠炎。

治法：清热燥湿，除积导滞，益气健脾。

处方：黄芩 12 g，白芍 20 g，薏苡仁 12 g，桃仁 10 g，牡丹皮 12 g，冬瓜仁 12 g，败酱草 15 g，马齿苋 12 g，厚朴 12 g，党参 15 g，炒白术 12 g，甘草 6 g。7 剂。

【按语】本案所患系中医之泄泻，西医诊断为急性胃肠炎。脾主运化，喜燥而恶湿。该病因患者饮食不当，损伤脾胃，湿热内蕴，运化、传导失司所致。故以芩芍清肠汤清热燥湿，除积导滞。鉴于患者已七旬，本着保元气、养胃气的指导思想，佐以厚朴、党参、炒白术健脾和中、行气导滞。全方标本兼顾，攻补并施，使祛邪而不伤正，扶正而不留邪。

5. 参芪温肠汤

【组成】人参，黄芪，肉豆蔻，制附子，败酱草，骨碎补，薏苡仁，荜茇，苍术，木香，甘草。

【功用】益气健脾，温肾清肠。

【主治】慢性结肠炎，脾肾阳虚证。

【方解】慢性结肠炎属于现代医学之病名，属中医学"腹痛""泄泻"范畴。多因饮食不节、情志失调、感受外邪等原因，导致脾胃虚弱，运化失司；又可因命门火衰，肾虚火不生土，土失温暖而致。脾主一身之运化，肾寓一身之真阳，在治疗上多以温肾暖脾为主。方中以人参、黄芪、甘草补中益气苍术、木香燥湿健脾，行气止痛；制附子辛甘温煦，性纯属阳，走而不守，有峻补元阳、温中止痛之功效，佐以肉豆蔻、骨碎补、荜茇以增强温肾暖脾、涩肠止痛之功；败酱草、薏苡仁活血散瘀，清热利湿，为解毒排脓之要药。诸药合奏益气、健脾、温肾、清肠之功。

加减：若脘腹胀满，不思饮食，口淡无味，舌淡，苔白腻者，加厚朴、白术；若呃逆，口吐清水，舌淡苔白，脉沉迟者，加丁香、柿蒂；若食纳少，加麦芽、山楂、砂仁；若腹部胀痛，时作时止，胸胁胀痛，胸闷喜太息，脉弦细者，加柴胡、白芍、郁金；若大便干结，口燥咽干，舌红少苔，脉细数者，加南沙参、麦冬、生地黄；若病理检查肠道息肉者，加白花蛇舌草、浙贝母、橘核、红花。

【病案】肖某，女，53 岁，于 2018 年 5 月 17 日来诊。

主诉：小腹部隐痛反复发作 5 年。患者自述 5 年前因外出饮食不慎，出现腹部隐痛，诊断为慢性结肠炎，经治疗后好转，期间病情时有发作，但发作症状较轻。近期因食生冷，再次出现小腹部隐痛，腹部胀满，时作时止，喜温喜按，大便溏泻，每日 2～3 次，神疲乏力，腰膝酸软，食纳一般，舌质淡红，苔白腻，脉沉弦。

中医诊断：腹痛，脾肾阳虚证；西医诊断：慢性结肠炎。

治法：益气健脾，温肾清肠。

处方：人参 15 g，黄芪 20 g，肉豆蔻 12 g，制附子（先煎）10 g，骨碎补 12 g，败酱草 15 g，薏苡仁 15 g，荜茇 12 g，苍术 15 g，木香 10 g，厚朴 12 g，甘草 6 g。14 剂。

【按语】患者因过食生冷食物，损伤脾阳，久病及肾，导致脾肾阳虚，命门火衰，脏腑经络失去濡养，不荣则痛。以参芪温肠汤温肾清肠，缓急止痛。二诊症状减轻，说明方证对应，予以前方巩固疗效，以防复发。此患者脾肾两脏阳气虚衰，临床应慎用苦寒药物，如白头翁、黄芩等，此等寒凉之品会进一步损害脾胃功能，使后天之本无法滋养先天之肾，导致病情加重或反复。脾胃"土也，位居中央，处四脏之中"，用药既不可滋腻太过，有碍脾运，更忌攻伐苦寒太过，所谓过犹不及。

6. 通幽汤

【组成】法半夏，党参，白蜜，旋覆花，赭石，柴胡，白芍，沉香，生姜，大枣，甘草。

【功用】疏肝和胃，益气安中，降逆止呕。

【主治】幽门梗阻、食源性呕吐、神经性呕吐，胃虚气逆证。

【方解】呕吐的病因很多，多由饮食所伤、情志失调、素体脾胃虚弱所致，病位在胃，与肝、脾密切相关，病机为胃失和降，胃气上逆。方中以柴胡、白芍疏肝和胃，调畅气机，有助于调理脾胃升降的功能；旋覆花苦辛咸温，其性主降，功擅下气消痰，降逆止呕；赭石重坠降逆，与旋覆花配伍，增强降逆下气化痰之功；半夏祛痰散结，降逆和胃；沉香味苦质重，能温中降气而止呕；生姜和胃降逆而增强止呕，还可宣散水气以助祛痰之力；党参、白蜜、大枣、甘草甘温益气，健脾养胃，以治中气虚弱之本，其中白蜜还能解半夏之毒。诸药相合，共奏疏肝和胃、益气安中、降逆止呕之功，使逆气得降，痰浊得消，中虚得复。

加减：若口燥咽干，大便干结，舌红少苔，脉细数者，加南沙参、麦冬、石斛、知母；若脘腹胀满，大便不畅，舌淡，苔白腻者，加陈皮、厚朴、紫苏梗；若呕吐苦水，两胁疼痛，嘈杂吞酸，烦躁易怒，舌红苔黄，脉弦数，加吴茱萸、黄连；若神疲乏力，少气懒言，舌淡，脉细者，加黄芪。

【病案】罗某，女，87岁，于2019年3月20日来诊。

主诉：反复发作恶心、呕吐3年。患者自述3年前因不慎饮食，出现呕吐、胃痛，诊断为不完全性幽门梗阻，经治疗后好转，期间病情时好时发，但发作症状较轻。近期常于进食后发作，伴恶心、呕吐，胸胁、背部胀痛，纳谷不佳，口干。体查：慢性病容，上腹部轻度压痛。舌质暗红，苔薄黄，脉弦滑。

中医诊断：呕吐，胃气上逆证；西医诊断：不完全性幽门梗阻。

治法：疏肝和胃，补中降逆。

处方：法半夏12 g，人参10 g，白蜜5 mL，旋覆花（包煎）12 g，柴胡10 g，白芍20 g，沉香（后下）3 g，玉竹10 g，生姜10 g，大枣10 g，甘草 6 g。7 剂。

二诊：2019 年 3 月 27 日。服药后恶心、呕吐减轻，饮食渐进，伴失眠，舌质暗淡，苔薄黄，脉弦滑小数。仍以上方加减，加强益气和胃、养心安神之功。

处方：法半夏 12 g，党参 15 g，白蜜 2 mL，旋覆花（包煎）15 g，赭石 15 g，柴胡 10 g，白芍 20 g，砂仁 10 g，酸枣仁 10 g，生姜 10 g，甘草 6 g，7 剂。

三诊：2019 年 4 月 3 日。服药后上述症状已基本缓解，上方再服 7 剂，巩固疗效，嘱平素注意饮食，半年后随访未再复发。

【按语】患者因饮食不节，损伤脾胃，导致中焦气机升降失调则纳谷不佳；肝气郁结，横逆犯胃，则恶心、呕吐，背部胀痛，口干。其病机为胃气上逆，故以通幽汤治疗，以大半夏汤补中降逆；旋覆代赭汤益气和胃，降逆止呕；柴胡、白芍、沉香调畅中焦气机，达到"以气相求、复运气机"之目的；佐以玉竹养阴生津，顾护胃阴。二诊恶心、呕吐等减轻，伴有失眠，于上方去沉香、玉竹，加赭石、砂仁益气和胃、降逆止呕，酸枣仁养心安神。三诊病情基本缓解，予以前方巩固疗效，以防复发。

7. 百合舒胃汤

【组成】百合，吴茱萸，枳壳，桔梗，柴胡，白芍，蒲公英，郁金，黄连，沉香，旋覆花，甘草。

【功用】疏肝理气，清胃止痛。

【主治】浅表性胃炎，反流性胃炎，肝胃不和证。

【方解】脾胃居于中焦，脾气宜升，胃气宜降；脾性喜燥，胃性喜润，二者相反相成，如称物之"衡"，平则不病，病则不平。其不平的病机主要为升降的失调。然脾胃的升降依赖于肝的疏泄功能。若肝失疏泄或肝郁日久而化热，可见脘腹胀满，疼痛，口苦等症状。治疗应遵吴鞠通"中焦如衡，非平不安"的理论，疏肝以调脾胃之升降，适润燥以和脾胃，纠其偏而达齐平。方中以柴胡、郁金疏泄肝胆，升清解郁；黄连、蒲公英泻热除湿；白芍、甘草柔肝疏肝，缓急止痛；百合性甘平，降脾胃郁气，配以吴茱萸、沉香、旋覆花以增强降气和胃止痛之功效。脾胃为升降枢纽，桔梗与枳壳相伍，调畅全身气机。诸药合用，共奏疏肝解郁、清胃止痛之功效。

加减：若嗳气，呃逆，舌苔白腻，脉缓或滑者，加赭石；若腹部胀满，不思饮食，大便不畅，舌淡苔白，脉细者，加厚朴、半夏；若口渴、大便干结者，舌红少苔者，加南沙参、麦冬、天花粉；若口苦，吐酸，身重肢倦，大便不畅，舌黄腻，脉滑数者，加黄芩、黄连、栀子、瓦楞子、海螵蛸；伴失眠者，加酸枣仁、合欢花。

【病案】张某，女，70 岁，于 2019 年 8 月 29 日来诊。

主诉：胃胀、上腹部疼痛 5 个月余。患者自诉近几个月每逢饭后均感胃部胀满疼痛，上腹中部有灼热感，嗳气，吐酸，每因情绪波动而病情加剧。胃镜检查诊断为胆汁反流性胃炎，经门诊治疗后好转。现胃脘部疼痛，连及胸胁，上午疼痛明显，下午减轻，吐酸，口干，呃逆。体查：剑突下压痛明显，牵扯及左胁下。舌质淡红，苔薄腻，脉沉细弦。

中医诊断：胃痛，肝胃郁热证；西医诊断：反流性胃炎。

治法：疏肝理气，清胃止痛。

处方：百合 15 g，吴茱萸 5 g，柴胡 10 g，白芍 20 g，黄连 5 g，沉香（后下）3 g，枳壳 10 g，夏枯草 15 g，蒲公英 15 g，郁金 12 g，旋覆花 20 g，甘草 6 g。7 剂。

二诊：2019 年 9 月 4 日。服上方后胃胀痛缓解，已无吐酸、烧心、呃逆、口苦等症状，食纳尚可，但服药后泛吐清水，进食后症状加重，喜温喜按，舌质淡红，苔薄白，脉沉弦缓。考虑肝胃郁热症状好转，脾阳虚明显，给予调整方药，予以小建中汤加减治疗。

处方：白芍 20 g，桂枝 10 g，饴糖 30 g，郁金 10 g，旋覆花（包煎）15 g，制香附 10 g，党参 10 g，生姜 10 g，大枣 12 g，炙甘草 10 g。14 剂。

三诊：2019 年 9 月 19 日。服药后上述症状已基本缓解，上方再服 7 剂，巩固疗效，半年后随访未再复发。

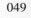

【按语】 慢性胃痛的发病主要是情志伤肝，肝失疏泄，木郁土壅；或饮食劳倦，损伤脾胃，土壅木郁，以致胃中气机阻滞。本病案胃痛 5 个月余，因肝气郁结，郁久化热，横逆犯脾，故见胃胀痛，口苦吐酸症状。正如《素问·至真要大论》云："诸呕吐酸，暴注下迫，皆属于热"。舌质淡红，苔薄腻，脉沉细弦均为肝胃郁热之征象。故以百合舒胃汤疏肝理气，清胃止痛。二诊后上述症状缓解，但服药后出现泛吐清水，说明病机已发生变化，由实变虚（脾胃阳虚），故予以小建中汤温中散寒，和胃止痛。三诊病情好转，故予以上方再服 7 剂，巩固疗效，以防复发。

8. 百乌养胃汤

【组成】 百合，乌药，牡丹皮，檀香，砂仁，生姜，九香虫，白芍，延胡索，山楂，木香，甘草。

【功用】 温中散寒，理气止痛。

【主治】 慢性非萎缩性胃炎、胃溃疡，中焦虚寒，气滞血瘀证。

【方解】 中焦虚寒，气滞血瘀证是胃痛常见的中医证型之一，多由素体脾胃虚弱（阳虚），运化失职，加之忧思恼怒，肝失疏泄，导致胃气阻滞，胃络瘀阻，不通则痛。方中以百合、乌药养胃止痛，两药寒温相配，一走一守，既能健脾和胃，又能发挥行气止痛之功；木香辛行苦泄，擅行脾胃之气滞，为行气调中之佳品，辅以檀香、九香虫、砂仁温中散寒、和胃止痛；延胡索、白芍疏肝理气，缓急止痛；牡丹皮清血热行血中之气，并防止辛香理气之品伤及胃阴；山楂消食化积，活血散瘀；生姜、甘草调和脾胃。诸药合用，共奏益气和胃、理气止痛之效。

加减：若口苦，失眠多梦，虚烦不宁，呕吐呃逆，苔腻微黄，脉弦滑者，加竹茹、陈皮、酸枣仁；若胃脘部胀痛，嗳气频频，两胁作痛，舌淡，脉弦细者，加柴胡、郁金、制香附；若大便秘结，腹胀者，加火麻仁、柏子仁；若口燥咽干，大便干结，舌红少津者，加南沙参、麦冬；若神疲气短，面色萎白，舌淡苔白，脉虚缓者，加党参、白术；若呕吐清水，舌淡苔白，脉沉者，加丁香、干姜；伴吐酸者，加煅瓦楞子、金铃子。

临证方悟——全国中医药名师袁肇凯临证验方解析

【病案】谢某，女，67岁，于2018年4月19日来诊。

主诉：胃脘疼痛半年余。患者自述间断性胃脘疼痛半年余，胃镜检查诊断为慢性非萎缩性胃炎。现症见：上腹部胀痛，发作有时间性，以下午为甚，得温痛减，偶有呃逆，食纳一般，易疲劳，大便溏薄。体查：剑突下、脐周轻度压痛。舌淡，苔薄白，脉沉弦。

中医诊断：胃痛，中焦虚寒、气滞血瘀证；西医诊断：慢性非萎缩性胃炎。

治法：温中散寒，理气止痛。

处方：百合15 g，乌药10 g，牡丹皮10 g，檀香3 g，砂仁10 g，生姜10 g，九香虫10 g，白芍20 g，延胡索10 g，茯苓15 g，山楂15 g，甘草6 g。14剂。

二诊：2019年5月7日。服药后上述症状减轻，于上方再服7剂，巩固疗效，半年后随访未再复发。

【按语】本案所患慢性非萎缩性胃炎，中医之胃痛，证属中焦虚寒、气滞血瘀证。多有病程较长、反复不愈之病史。久病必损中气，无以推动脾胃之纳运、升降，则聚湿生痰、瘀血等，形成中焦虚寒的病理基础，诸邪留滞，虚实夹杂于中焦，胃通降失职，不通则痛，故见胃脘胀痛，且以午后加重。脾胃阳虚，形神失养，则易疲劳、大便溏薄。以百乌养胃汤温中散寒，理气止痛。二诊症状减轻，说明方证对应，予以前方巩固疗效，以防复发。在治疗过程中重在补中培本，兼以祛邪，使祛邪而不伤正，培本以绝其生邪之源。故临证中尤须注意"实由虚所致，勿妄投开破"。

9. 香砂温胃汤

【组成】木香，砂仁，党参，炒白术，厚朴，茯苓，丁香，川芎，干姜，大枣，甘草。

【功用】温中健脾，和胃止痛。

【主治】浅表性胃炎、萎缩性胃炎、反流性胃炎，中焦虚寒证。

【方解】慢性胃炎属中医学"胃痛""痞满"等范畴。临床多因饮食不节，嗜食生冷，损伤脾胃，或脾阳不足，中焦虚寒，以致脾失运化，胃失和降，气机不畅而成胃痛。《景岳全书》云："胃脘痛证，多有因食、因寒、因气不顺者，然因食因寒，亦无不皆关于气，盖食停则气滞，寒留则气凝，所以治痛之要，但察其果属实邪，当以理气为主。"因此，治疗中焦虚寒证，不仅要温中和胃，还要注意疏肝、理气，才能达到治疗目的。香砂温胃汤即由六君子汤化裁而来，以党参、炒白术、茯苓、甘草、大枣补气健脾；木香、砂仁、厚朴理气和胃、止痛，且使参、术补而不滞；干姜、丁香温胃散寒，助脾运化，辅以川芎行气活血。诸药合用，共奏温中健脾、和胃止痛之效。本方药多辛香温燥，易伤阴津，故阴虚者应当慎用。

加减：若食欲不振，食滞不化者，加山楂、神曲；若嗳气频频，两胁作痛，舌淡，脉弦细，加柴胡、白芍、郁金、制香附；伴呃逆者，加旋覆花、柿蒂；若面色萎白，舌淡苔白，脉虚缓者，气虚甚者，加黄芪；若胸闷脘痞，呕吐，舌淡苔白腻者，加藿香、苍术、佩兰。

【病案】王某，女，73岁，于2020年4月22日来诊。

主诉：胃胀反复发作2年。患者自述2年前因饮食不当致胃脘部胀痛，曾做胃镜检查诊断为慢性萎缩性胃炎，经中西药治疗好转，病情时轻时重，每因饮食不节而加重。现症见：上腹部胀满、隐痛，进食后胃胀加重，喜温喜按，劳累或受凉后发作，呃逆，神疲乏力，睡眠欠佳。体查：上腹部、剑突下轻度压痛，未扪及肿块。舌质淡红，苔薄白腻，脉沉细缓。

中医诊断：胃痛，中焦虚寒证；西医诊断：慢性萎缩性胃炎。

治法：温中健脾，和胃止痛。

处方：木香10 g，砂仁10 g，党参15 g，炒白术15 g，茯苓15 g，厚朴15 g，川芎10 g，丁香（后下）4 g，白花蛇舌草15 g，蒲公英15 g，制香附6 g，酸枣仁20 g，甘草6 g。14剂。

二诊：2019年5月7日。服药后胃脘部胀痛减轻，睡眠好转，舌质淡稍暗，苔薄白，脉沉细缓。药已有效，原方去寒性药物，加温胃散寒、缓急止痛之品，再服7剂，巩固疗效。

处方：木香10 g，砂仁10 g，党参15 g，炒白术15 g，茯苓15 g，厚朴12 g，川芎10 g，丁香（后下）5 g，干姜6 g，酸枣仁20 g，白芍20 g，甘草6 g。7剂。

【按语】该患者为老年女性，病由脾胃素亏、中阳不振、胃失温养、虚寒作痛所致。对其治法，袁教授认为，把握"中焦虚寒"之根本病机，治以温中健脾之法，自拟香砂温胃汤治疗，并佐以制香附调畅气机；酸枣仁养心安神；蒲公英、白花蛇舌草，清热祛湿，现代药理研究表明两药均能改善胃黏膜炎症反应和抑制胃黏膜萎缩向不典型增生转化，从而起到抗萎缩防癌变的作用，为袁教授治疗萎缩性胃炎的常用药。诸药合用，温补兼施，标本兼顾。二诊时，患者睡眠、精神好转，但仍稍有胃部胀痛，苔薄白，白花蛇舌草、蒲公英属于寒性药物，不宜长期服用，故上方去两药，加白芍、干姜温中散寒、缓急止痛。

10. 沙麦养胃汤

【组成】南沙参，麦冬，天花粉，石斛，知母，牡丹皮，鸡内金，陈皮，山楂，乌药，白芍，甘草。

【功用】养阴和胃，理气清热。

【主治】浅表性胃炎、萎缩性胃炎、反流性胃炎，胃阴亏虚证。

【方解】胃喜润恶燥，素体阴虚，或过食辛辣，生热日久，均能损伤胃阴，致胃失濡养而成胃阴不足之胃痛，当治以甘凉清补、酸甘养阴。方中以南沙参养阴生津，滋阴润燥，兼清虚热，辅以麦冬、天花粉、石斛滋胃养阴；白芍、甘草酸甘化阴，缓急止痛；知母清胃中燥热；山楂、鸡内金、陈皮、乌药理气和胃，以防甘润之品滋腻碍脾；牡丹皮清血热行血中之气。全方甘淡味薄，清虚灵达，滋而不腻，共奏养阴、理气、清热之效。

加减：若胸胁胀痛，嗳气频频，脉弦细滞者，加柴胡、郁金；若神疲气短，面色萎白，舌淡苔白者，加党参、黄芪；若大便出血者，加地榆炭、白及；若口臭，口干，牙龈出血，舌红苔黄，脉滑数者，加升麻、黄连、当归、生地黄、石膏；大便干结者，加火麻仁；失眠多梦加酸枣仁、首乌藤。

【病案】谢某，男，63岁，于2020年4月16日来诊。

主诉：反复胃部胀满不适6个月余。患者自述胃脘胀痛反复发作，曾作胃镜检查诊断为慢性非萎缩性胃炎。现症见：胃脘隐隐灼痛，有时嘈杂似饥，无泛酸、呕吐、呃逆等症状，口干咽燥，大便干结。体查：形体消瘦，剑突下轻度压痛，胆囊未扪及，肠鸣音正常。舌质淡红，苔薄白，脉沉细弦。

中医诊断：胃痛，胃阴不足证；西医诊断：慢性非萎缩性胃炎。

治法：养阴和胃，理气清热。

处方：南沙参15 g，麦冬20 g，天花粉15 g，白芍20 g，石斛15 g，知母15 g，牡丹皮12 g，鸡内金12 g，沉香（后下）3 g，山楂15 g，乌药10 g，甘草6 g。14剂。

二诊：2020年4月30日。服药后胃脘隐痛减轻，胃中嘈杂症状消失，精神增进，大便通畅，舌质淡红，苔薄白，脉沉细弦。于上方再服7剂，巩固疗效。

【按语】胃脘痛总以胃失和降，三焦不疏、腑气不通为本。然患者胃痛日久，或气郁化火，暗耗津液，而致津伤失濡，胃阴不足，则胃脘隐隐灼痛，嘈杂似饥。袁教授治疗胃阴不足型胃痛，根据胃喜柔润的特点，常选用甘凉或酸甘之品滋养胃阴，正如《临证指南医案·脾胃》云："所谓胃宜降则和者，非用辛开苦降，亦非苦寒下夺，以损胃气，不过甘平或甘凉濡润以养阴，则津液来复，使之通降而已矣。"常用甘寒药物有南沙参、麦冬、天花粉、石斛等；酸甘药物为白芍、山楂、甘草等。

11. 柴芍平胃散

【组成】柴胡，白芍，炒白术，厚朴，陈皮，制香附，炒枳壳，生姜，大枣，甘草。

【功用】燥湿运脾，疏肝和胃。

【主治】反流性胃炎、十二指肠球炎，肝气犯胃、湿滞中焦证。

【方解】本方由四逆散和平胃散加减化裁而来。方中以白术、厚朴燥

临证方悟——全国中医药名师袁肇凯临证验方解析

湿健脾，行气除满，佐以陈皮理气和胃，芳香醒脾，以助白术、厚朴之功。"百病生于气"，情志因素是胃病诱发或加重的重要因素，故以柴胡疏肝解郁，制香附、白芍敛阴养血柔肝，三药合用，以敛阴和阳，条达肝气，且可使柴胡升散而无耗阴伤血之弊。枳壳理气解郁，泄热破结，与柴胡为伍，一升一降，加强疏畅气机之功，并奏升清降泄之效；与白芍相伍，又能理气和血，使气血调和。生姜、大枣、甘草调益气补中，合诸药泄中有补，使祛邪不伤正。诸药合用，则湿去脾健，气机条畅，胃气平和，升降有序，诸症自除。

加减：若烦躁易怒，头痛目涩，或月经不调，舌红苔薄黄，脉弦虚数者，加黄芩、栀子；若嗳气，呃逆，舌苔白腻，脉缓者，加旋覆花、赭石；失眠多梦者，加酸枣仁、首乌藤；若神疲乏力，少气懒言，脉细者，加党参、黄芪。

【病案】彭某，女，37岁，于2020年8月6日来诊。

主诉：胃部胀痛、呃逆2个月。患者自述胃脘胀痛反复发作，无泛酸、呕吐等症状，不思饮食，嗳气频频，大便溏薄，易疲劳，舌质淡红，苔白腻，脉沉弦。

中医诊断：胃痛，肝气犯胃、湿滞中焦证；西医诊断：功能性消化不良。

治法：燥湿运脾，疏肝和胃。

处方：柴胡10 g，白芍20 g，厚朴10 g，陈皮10 g，炒白术15 g，制香附10 g，枳壳10 g，生姜6 g，大枣10 g，甘草6 g。7剂。

二诊：2020年8月13日。服药后上述症状减轻。于上方再服7剂，巩固疗效。

【按语】忧思伤脾，恼怒伤肝，肝木乘土，则脾失健运，胃失和降，导致中焦气机阻滞，脾胃升降失常，胃肠功能紊乱而发病。脾主运化水湿，脾虚则湿邪内阻，故采用疏肝和胃，燥湿运脾的方法治疗。方中以柴胡、白芍、制香附疏肝理气，缓急止痛，平胃散燥湿运脾。上述药物清泄并用，肝脾同治，使肝气得舒，脾气得健。

四、肝胆病处方

1. 柴芍利胆汤

【组成】柴胡，白芍，当归，党参，白术，茯苓，黄芩，白扁豆，木香，延胡索，神曲，麦芽，槟榔。

【功用】疏肝利胆，柔肝止痛。

【主治】慢性胆囊炎，肝郁气滞证。

【方解】慢性胆囊炎属中医学"胁痛"范畴，以一侧或两侧胁肋部疼痛为主要表现，或兼见胸闷、腹胀、嗳气、呃逆、急躁易怒、口苦、纳差、恶心等症。肝气不疏是胁痛的主要病机，病位主要责之于肝胆，亦与脾胃相关。治宜疏肝和络止痛，结合肝胆的生理特点，灵活运用。该方以柴胡疏肝解郁，使肝郁得以调达，配伍白芍、当归养血柔肝，缓急止痛，三药合用，补肝体而助肝用，使血和则肝和，血充则肝柔，共为君药；木郁则土衰，肝病易传脾，故以党参、茯苓、白术、白扁豆、木香、神曲健脾益气，实土以御木侮，且使营血有生化之源，共为臣药；延胡索辛散温通，既能入血分以活血化瘀，又能入气分而行气散滞。前人谓其能"行血中之气滞，气中血滞，故专治上下一身之诸痛，用之中的，妙不可言"。配以槟榔、麦芽疏肝解郁，行气止痛；黄芩入肝胆经以清热燥湿。全方合用，使木郁达之，则疼痛自止。

加减：若胁痛甚，胀痛难忍者，可加青皮、郁金、川楝子；若见胁肋掣痛，口干口苦，烦躁易怒，舌红苔黄，脉弦数者，可加龙胆、栀子等；若兼见胃失和降，恶心呕吐者，可加半夏、陈皮、旋覆花等；若胁痛，夜间甚，舌暗，脉涩者，可加郁金、牡丹皮、赤芍、青皮以行气活血化瘀。

【病案】谭某，女，61 岁，于 2018 年 06 月 13 日来诊。

主诉：胁痛 2 个月。2 个月前无明显诱因出现右胁肋部胀痛，左侧卧位时加重，伴纳差，恶心欲呕。现症见：右胁胀痛，左侧卧位加重，右胁拒按，胀痛随情绪而波动，急躁后胀痛加重，叹息后可缓解，恶心、纳差，大小便正常。体查：右胁下轻压痛。舌淡红，苔薄白，脉弦。

中医诊断：胁痛，肝郁气滞证；西医诊断：慢性胆囊炎。

治法：疏肝利胆，行气止痛。

处方：柴胡 10 g，白芍 15 g，当归 10 给，党参 15 g，白术 15 g，茯苓 15 g，黄芩 12 g，白扁豆 15 g，木香 10 g，延胡索 12 g，神曲 15 g，麦芽 15 g，槟榔 10 g。7 剂。

【按语】此病案以右胁肋胀痛为主要表现，兼有恶心、纳差，腹胀，说明病位在肝胆，涉及脾胃；辨证为肝郁气滞证。治宜疏肝利胆，行气止痛。情志不遂是胁痛主要病因，袁教授常用逍遥散加减治疗情志不疏、肝胆气滞之胁痛。随着现代社会生活节奏加快、压力增加，情志相关性疾病越来越多。因此临床诊治胁痛需重视情志因素。

2. 明目地黄汤

【组成】谷精草，青葙子，地骨皮，生地黄，山药，山茱萸，茯苓，泽泻，牡丹皮，枸杞子，菊花。

【功用】滋补肝肾，养精明目。

【主治】眼干燥症，肝肾精亏证

【方解】眼干燥症、视网膜病、视神经炎等病属中医学"视瞻昏渺"范畴。视瞻昏渺是指眼外观无异常，而视物昏蒙的眼病。在《黄帝内经》中属"目昏"范畴，该病名始见于《证治准绳·杂病·七窍门》："视瞻昏渺证，谓目内外别无症候，但自视昏渺，蒙昧不清也。有神劳，有血少，有元气弱，有元精亏而昏渺者，致害不一。若人年五十以外而昏者，虽治不复光明。"其病位归属于肝肾，治宜滋补肝肾、填精益精填髓益髓。明目地黄汤为六味地黄丸加谷精草、青葙子、地骨皮、枸杞子、菊花而成。该方以六味地黄丸滋补肝肾，以固其本；枸杞子甘平质润，归肝、肾二经，既能补肾以生精，又能养肝血明目，与谷精草、菊花、青荫子合用，以增强清泄肝火，明目退翳之功；地骨皮可泻肾经浮火。诸药合用，共奏滋补肝肾，养精明目之功。

加减：若兼见肾虚火旺者，可加石斛、麦冬、天冬等；若见白内障，可加木贼、蝉蜕；若见黄斑水肿，可加车前子；若见眼底出血，可加茜草、三七粉。若见色素紊乱或色素沉着，或有萎缩瘢痕者，酌加瓦楞子、海藻、昆布、浙贝母软坚散结。

【病案】欧某，女，73岁。于2020年07月23日就诊。

主诉：视物模糊、目睛干涩10年，加重2年。患者诉10年前开始出现视物模糊，双目干涩，伴有瘙痒不适，近2年症状加重。症见：视物模糊，双目干涩，瘙痒，潮热盗汗，耳鸣，口干，大便干结。体查：角膜无出血。舌暗，苔薄，脉沉弦。

中医诊断：目昏，肝肾精亏证；西医诊断：眼干燥症。

治法：滋补肝肾，清肝明目。

处方：谷精草15 g，青葙子15 g，地骨皮15 g，生地黄20 g，山药15 g，山茱萸15 g，茯苓15 g，泽泻12 g，牡丹皮15 g，枸杞子15 g，菊花15 g。14剂。

【按语】《医宗金鉴·眼科心法要诀》云："障，遮蔽也。内障者，从内而蔽也；外障者，从外而遮也。"故辨证论治需区分内外障，外障多因六淫外袭或外伤所致，常见目涩痒痛，畏光流泪，胞睑难睁，红赤肿胀等；内障多因七情内伤、脏腑失调、气血不足、阴虚火旺所致，常见视觉异常，如暴盲、青盲、视瞻昏渺等。此案患者为老年女性，肝肾精亏，肝开窍于目，肝血不足目窍失养，故而出现视物模糊等症状，分属内障，肝肾精亏证。肝肾同源，肝藏血，肾藏精，精血同生，肝，木脏也，得水则荣，失水则枯，临床诊治常需肝肾同补。

3. 柴芍疏肝汤

【组成】柴胡，白芍，郁金，茵陈，栀子，白术，夏枯草，桃仁，牡丹皮，赤芍，香附，甘草。

【功用】疏肝理气，活血化瘀。

【主治】酒精性肝功能不全、病毒性肝炎，肝郁血瘀证。

【方解】酒精性肝损伤常根据临床症状归属于中医学"胁痛""黄疸"等范畴。胁痛是指以一侧或两侧胁肋部疼痛为主要表现的病证。其病机通常可以用"不通则痛，不荣则痛"来阐释，既气滞、血瘀、湿热蕴结导致肝胆疏泄失司，为不通则痛，或肝之阴血不足，经脉失于濡润，则不荣则痛。治宜疏肝理气，活血化瘀。方中以柴胡、白芍、香附疏肝行气，养阴柔肝，缓急止痛，补肝体而助肝用；肝气郁久易化瘀、化热，故以茵陈、栀子、郁金、夏枯草共清肝经郁热；桃仁、赤芍、牡丹皮活血化瘀，通络止痛；木郁则土衰，肝病易传脾，故以白术燥湿健脾，甘草调和诸药。诸药合用，共奏疏肝解郁，活血化瘀之功。

加减：若兼见胃失和降，恶心呕吐者，可加半夏、陈皮、旋覆花等；口苦、小便黄赤者，加泽泻、滑石、木通等；若见右胁肋部绞痛难忍，伴往来寒热，身目发黄，恶心呕吐，便秘溲赤，苔黄腻，脉弦数者，可加黄芩、枳实、大黄；若兼见盗汗、口干，舌红少苔者，可加生地黄、沙参、玄参、百合、麦冬养阴生津；若肝区可扪及肿块，可加牡蛎、鳖甲、三棱、莪术等行气软坚散结之品。

【病案】张某，男，51岁，于2020年04月15日就诊。

主诉：右胁、剑突下隐痛半个月。患者诉半个月前大量饮酒后出现右胁、剑突下隐痛不适，伴恶心呕吐，查肝功能提示谷丙转氨酶增高。症见：右胁、剑突下隐痛，恶心欲呕，心烦，口苦，纳差，小便短赤，大便稀。体查：右胁下压痛，剑突下轻压痛，未扪及明显肿块。舌暗红，苔薄黄，脉弦。

中医诊断：胁痛，肝郁血瘀证；西医诊断：酒精性肝功能损伤。

治法：疏肝理气，活血化瘀。

处方：柴胡15 g，白芍20 g，郁金10 g，茵陈20 g，栀子10 g，白术15 g，夏枯草20 g，桃仁10 g，牡丹皮15 g，赤芍8 g，香附10 g，甘草6 g。14剂。

【按语】酒精性肝损伤病机以正虚邪实为主，应标本兼治。"见肝之病，知肝传脾，当先实脾。"祛邪勿伤脾胃，邪衰之后当顾正气。经云

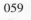

"正气存内，邪不可干；邪之所凑，其气必虚。"对于酒精性肝损伤来说，治疗的关键在于扶正祛邪。本案患者以右胁、剑突下隐痛为主，兼夹恶心呕吐，病位涉及肝、脾胃，综合舌脉可辨证为肝郁血瘀证，故以柴胡、白芍、白术疏肝健脾以扶正，茵陈、栀子、牡丹皮、郁金、桃仁、赤芍清热活血以祛邪，诸药合用，使肝气得疏，脾气得健，瘀血得去，以达到扶正祛邪的目的。

4. 柴芍软肝汤

【组成】柴胡，白芍，鳖甲，桃仁，红花，香附，当归，川芎，莪术，大腹皮，泽泻，猪苓，白术。

【功用】疏肝行气，软坚散结，健脾利水。

【主治】肝硬化腹水，肝郁血瘀证。

【方解】肝硬化腹水常根据临床症状属中医学"鼓胀""虚劳"等范畴，多见于老年患者，临床以腹部胀大如鼓，皮色苍黄，脉络暴露为主要表现，又名"单腹胀""臌胀""蜘蛛蛊"。多因情志、饮食、劳欲等长期作用机体使邪内生，加之感受湿热疫毒之邪气，使肝失调达，肝气郁滞，久郁乘脾，脾之运化失司，气、血、水、瘀积于腹内而成鼓胀。治宜疏肝活血，化瘀利水。方中以柴胡、白芍疏肝行气，养阴柔肝；鳖甲既可软坚散结，又可防动血太过而耗血伤阴；桃仁、当归、红花、川芎、莪术以行气活血，化瘀止痛，《玉揪药解》云："莪术味苦，辛，微温，入足厥阴肝经，破滞攻坚，化结行瘀。"猪苓、白术、泽泻健脾利水，《神农本草经》云："白术味甘苦，性温，归脾、胃经，具有益气健脾，燥湿利水之功效。"体现袁教授肝脾同治的思想。大腹皮行气宽中、利水消肿。诸药合用，共奏疏肝行气、软坚散结、活血通络、健脾利水之功。

加减：若胁下癥积肿大明显，可加穿山甲、地鳖虫、牡蛎；如病久体虚，气血不足，或攻逐之后，正气受损，可加黄芪、党参；如大便色黑，可加三七、茜草、侧柏叶；如病势恶化，大量吐血、下血，或出现神志昏迷等危象，当辨阴阳之衰脱予以生脉注射液或参附注射液滴注。

【病案】蒋某，男，65 岁，于 2019 年 09 月 11 日来诊。

主诉：腹胀、乏力 3 年。3 年前无明显诱因突发腹胀，伴见乏力、恶心、不欲食，完善相关检查明确诊断为肝硬化腹水。症见：脘腹坚满，胁下癥结痛如针刺，双下肢水肿，乏力，活动后气促，恶心不欲食，小便正常，大便稀。体查：肝左叶、脾脏肿大。舌暗红，苔薄黄，脉沉弦。

中医诊断：鼓胀，肝郁血瘀证；西医诊断：肝硬化腹水。

治法：疏肝行气，软坚散结，健脾利水。

处方：柴胡 15 g，白芍 15 g，鳖甲 12 g，桃仁 10 g，红花 10 g，香附 10 g，当归 10 g，川芎 10 g，莪术 10 g，大腹皮 10 g，泽泻 20 g，猪苓 15 g，白术 15 g，甘草 6 g。14 剂。

【按语】本病患者腹部胀满，胁部或胀或痛，伴乏力，气促，恶心不欲食，说明病位涉及肝、脾。病性属气虚、血瘀，舌暗红，苔薄黄，脉沉弦，为肝郁血瘀表现。治宜攻补兼施，祛邪不伤正，而扶正不留邪。该病初期，一般以实证居多，故治疗以祛邪为主。根据气滞、血瘀、水停之偏重，分别侧重于理气、活血、祛湿利水或暂用逐水之法，同时配合健脾疏肝之品。后期，一般以虚证为主，故治疗以补虚为要。根据阴阳的不同，分别采用温补脾肾或滋养肝肾之法，同时配合行气活血利水。后期伴有出血、昏迷、阳气虚脱等危重证候者，应以"急则治其标"，予以迅速止血、开窍醒神、回阳固脱等急救法，病情稳定后，再从根本治疗。

5. 鳖龙软肝煎

【组成】鳖甲，地龙，柴胡，白芍，郁金，蒲公英，水蛭，川芎，红花，黄芪，当归，甘草。

【功用】疏肝行气，活血化瘀，软坚散结。

【主治】血吸虫肝纤维化、肝硬化，肝郁血瘀证。

【方解】血吸虫肝纤维化、肝硬化属中医学"积证"范畴。积证是以腹内结块，或胀或痛，结块固定不移，痛有定处为主要临床特征的一类病证，在历代医籍中亦称为"癥积""痃癖""癖块"等。多因情志失

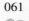

调、饮食伤脾、病后体虚，或黄疸、疟疾等经久不愈，肝脾受损，脏腑失和，气血运行不畅，以致气滞、血瘀、痰凝日久结为积块，而为积证。治宜疏肝、化瘀，佐以健脾。方中鳖甲咸寒归肝肾经，功擅滋阴潜阳，软坚散结；地龙为血肉有情之品，有"钻行"之性，长于通经活络，两药相伍，共奏活血散结之功，为君药；因久病入络，气机郁滞，致气滞、瘀血凝结于内，故以水蛭、红花活血化瘀，与君药相伍，增强化瘀之功，共为臣药；肝为柔润之体，故以柴胡、白芍、川芎、郁金、当归疏肝养血，补肝体而助肝用，共为佐药；黄芪、甘草益气健脾，使祛邪而不伤正，为使药。少量蒲公英归肝经，清热解毒。诸药合用，共奏疏肝、化瘀、散结之功效。

加减：若胀痛明显者，可加三棱、莪术、香附、延胡索等行气止痛药；若兼面色萎黄或黧黑，形脱骨立，饮食大减，神疲乏力，可合用六君子汤健脾益气；若伤阴较甚，头晕目眩，舌光无苔，脉细数者，加生地黄、玄参、枸杞子、石斛；痰瘀互结，舌紫苔白腻者，可加白芥子、半夏、苍术。

【病案】陈某，男，56岁，于2018年04月11日就诊。

主诉：胁下压迫感16年。患者2002年诊断为血吸虫病，2014年诊断为血吸虫肝纤维化、肝硬化。现症见：右胁下压迫感、刺痛，腹胀，纳差，二便可。体查：右胁下压痛，右胁下肝大1指，质地尚软。舌暗红，苔薄黄腻，脉弦涩。

中医诊断：积证，肝郁血瘀证；西医诊断：血吸虫肝纤维化，肝硬化。

治法：疏肝行气，活血化瘀，软坚散结。

处方：鳖甲10 g，地龙10 g，柴胡15 g，白芍20 g，郁金12 g，蒲公英10 g，水蛭6 g，川芎10 g，红花10 g，黄芪30 g，当归10 g，甘草6 g。14剂。

【按语】积块的部位不同，所病的脏腑不同，临床症状、治疗方药也不尽相同，故有必要加以鉴别。此案患者右胁内积块，伴刺痛、纳差、腹胀，病在肝；病程较久，结合舌暗红，脉弦涩，考虑肝气不舒，气滞血瘀；治宜疏肝行气、活血通络、软坚散结。治疗上要顾护正气，攻伐药物不可过用。正如《素问·六元正纪大论》云："大积大聚，其可犯之，衰其大半而止。"积证系日积月累而成，其消亦缓，切不可急功近利。如过用、久用攻伐之品，易于损正伤脾；过用破血、逐瘀之品，易于损络出血；过用香燥理气之品，则易耗气伤阴积热，加重病情。

6. 玄地甲亢汤

【组成】玄参，生地黄，杭菊，知母，昆布，海藻，三棱，莪术，浙贝母，牡蛎，水蛭，丹参。

【功用】滋阴降火，平肝潜阳，消瘿散结。

【主治】甲状腺功能亢进，阴虚阳亢证。

【方解】甲状腺功能亢进症属中医学"气瘿"范畴，临床表现为颈前肿大，燥热汗出，心悸失眠，急躁易怒，多食善饥，身体消瘦，手指颤抖。多因忧思郁虑、恼怒太过等所致，其病机与气、痰、瘀、火及脏腑虚损密切相关，其中气阴两虚为病机之本，火郁、痰凝、血瘀为病机之标，治疗应辨其虚实，攻补兼施。方中玄参咸寒质润，长于软坚散结，凉润滋肾，以制浮游之火，生地黄苦甘性寒，主归心、肝、肾经，长于清热凉血，养阴生津，两药合用，共奏滋阴降火之功，为君药；昆布、海藻、浙贝母、牡蛎消痰软坚，《本草经疏》云："昆布，咸能软坚，其性润下，寒能除热散结，故主十二种水肿，瘿瘤聚结，瘘疮。"共为臣药；三棱、莪术、水蛭、丹参活血通络，共为佐药；知母苦甘性寒，质柔润，长于滋阴润燥，《用药法象》云："知母泻无根之肾火，疗有汗之骨蒸，止虚劳之热，滋化源之阴。"与君药合用，以增强泻相火之功；杭菊清肝泻火，平肝潜阳。诸药合用，共奏滋阴降火，消瘿散结之功。

加减：若虚风内动，手指及舌体颤抖者，加钩藤、白蒺藜、鳖甲、白芍；若大便稀溏、便次增加者，加白术、薏苡仁、山药、麦芽；肾阴亏虚而见耳鸣、腰酸膝软者，酌加龟甲、桑寄生、牛膝、女贞子；病久正气伤耗，精血不足，而见消瘦乏力，妇女月经量少或经闭，男子阳痿者，可酌加黄芪、太子参、山茱萸、熟地黄、枸杞子、制何首乌等。

【病案】赖某，男，40岁，于2018年6月13日就诊。

主诉：心悸、手颤半年。半年前患者无明显诱因出现自觉心悸，易汗出，手指颤动，检查诊断为甲状腺功能亢进。现症见：自觉心悸不宁，心烦少寐，易出汗，手指颤动，倦怠乏力，口苦，二便正常；查：甲状腺Ⅰ度肿大，舌质红，少苔，脉弦细数。

中医诊断：气瘿，阴虚阳亢证；西医诊断：甲状腺功能亢进。

治法：滋阴降火，平肝潜阳，消瘿散结。

处方：玄参15 g，生地黄20 g，杭菊花12 g，知母15 g，昆布15 g，海藻12 g，三棱10 g，莪术10 g，浙贝母12 g，牡蛎20 g，水蛭6 g，丹参20 g。14剂。

【按语】本病为肝火旺盛及阴虚火旺之证。如兼见烦热，易汗出，性情急躁易怒，眼球突出，手指颤抖，面部烘热，口苦，舌红苔黄，脉数者，为火旺；如见心悸不宁，心烦少寐，易出汗，手指颤动，两目干涩，头晕目眩，耳鸣，腰膝酸软，倦怠乏力，舌红，苔少或无苔，脉弦细数者，为阴虚。此案患者手指颤抖，口苦考虑阳亢；自觉心悸不宁，汗出，倦怠乏力，考虑阴虚，综合舌脉辨证为阴虚阳亢之证，故疗以滋阴潜阳，消瘿散结为主。

7. 仙桂甲减汤

【组成】仙茅，肉桂，巴戟天，制何首乌，川芎，益智仁，白芥子，仙鹤草，鹿角霜，白芷，艾叶，淫羊藿。

【功用】填精益髓，温脾补肾。

【主治】甲状腺功能减退症，肾阳亏虚证。

【方解】甲状腺功能减退症是由于各种原因导致的甲状腺激素合成及分泌减少，或其生理效应不足所致机体代谢降低的代谢综合征。根据其临床症状可归属中医学"虚劳""水肿"等范畴。病因多为素体阳虚兼情志内伤所致，病机是肾阳虚衰，命火不足，或兼脾阳、心阳不足；病位涉及肾、脾、心、肝四脏。治宜温脾暖肾，填精益髓。方中仙茅味性辛热，其性温燥，能壮肾阳；肉桂温命门，补真火，暖脾土，共为君药；

鹿角霜、制何首乌、仙鹤草滋肾阴，益精髓，与君药合用，以防止温燥伤阴之弊，亦取"阴中求阳"之意，共为臣药；佐以巴戟天、益智仁、淫羊藿温肾助阳，补肝肾；川芎、艾叶活血通络，白芥子、白芷两药性温，功擅利气化痰，利气消肿。诸药合用，共奏填精益髓益精填髓，温脾补肾之功。

加减：若兼见全身非凹陷性水肿，可加猪苓、茯苓、白术、泽泻等健脾祛湿利水之品；若兼厌食、腹胀、便秘等消化系统症状，可加用木香、砂仁、厚朴、大黄等健脾行气通便之药。

【病案】刘某，女，31 岁，于 2020 年 04 月 08 日就诊。

主诉：畏寒、月经量少 1 年。患者诉 1 年前无明显诱因出现畏寒，月经量减少，检查诊断为甲状腺功能减退症。现症见：畏寒肢冷，记忆力减退，头晕，倦怠乏力，食纳差，月经量少，色淡，大便稀。体查：颈部对称，甲状腺不肿。舌淡，苔薄白，脉细。

中医诊断：瘿病，肾阳亏虚证；西医诊断：甲状腺功能减退症。

治法：补肾填精益髓，温中健脾化痰。

处方：仙茅 12 g，肉桂 3 g，巴戟天 12 g，何首乌 12 g，川芎 10 g，益智仁 10 g，白芥子 6 g，仙鹤草 15 g，鹿角霜 10 g，白芷 12 g，艾叶 15 g，淫羊藿 12 g。14 剂。

【按语】袁教授结合临床经验，将甲状腺功能减退症病机特点概括为以阳虚为本，病在脾肾，旁涉心肝肺，疾病日久，变证丛生。该患者以畏寒肢冷，记忆力减退为主要表现，综合舌脉辨证为肾阳亏虚证。以仙桂加减汤治疗，紧扣病机。袁教授常在温阳时少佐何首乌、鹿角霜等养阴血之品，一则阴中求阳，一则防止温燥伤阴，还可养阴以补阴精之化生不足。在治疗时明确诊断，病证结合，系统论治。

8. 藻夏甲结散

【组成】海藻，夏枯草，炮穿山甲，皂角刺，柴胡，青皮，丹参，川芎，玄参，牡丹皮，连翘，浙贝母。

【功用】消痰软坚，通络散结。

四、肝胆病处方

【主治】甲状腺结节、单纯甲状腺肿，痰瘀互结证。

【方解】单纯性甲状腺肿、甲状腺结节、甲状腺炎、甲状腺腺瘤、甲状腺癌均属中医"气瘿"范畴，又名瘿气、瘿瘤，是以颈前喉结两旁结块肿大为主要临床特征的一类疾病。其病机主要是气滞、痰凝、血瘀，发病初期多为气机郁滞，肝郁则气滞，脾伤则气结，津凝痰聚，痰气搏结颈前，日久则可引起血脉瘀阻，进而气、痰、瘀三者合而为患。本方以海藻、夏枯草为君，海藻咸寒，能消痰软坚，夏枯草苦辛，能开散郁结，二者相须为用，破结除坚之功甚著。配以炮穿山甲、皂角刺活气血之壅滞，散经络之郁结；甲状腺结节多由肝气不疏所致，配伍柴胡行气疏肝，青皮疏肝破气、升散条达，切中气机郁滞之机；丹参者功同四物、川芎者血中气药，牡丹皮活血散瘀，二者皆有活血行气通络之能，协助破散诸药化散瘿肿；玄参、浙贝母、连翘与夏枯草配伍，既能清热化痰又能增强君药消肿散结之功。诸药合用，既能理气化痰消瘿，又能养血通络活血，适用于气滞、痰阻、血瘀所致之瘿病。

加减：胸闷不舒者，加郁金、香附、枳壳；纳差、便溏者，加白术、茯苓、山药；结块较硬或有结节者，可酌加黄药子、三棱、莪术、僵蚕等；若结块坚硬且不可移者，可酌加土贝母、莪术、山慈菇、天葵子、半枝莲等。

【病案】韩某，女，64岁，于2019年12月25日就诊。

主诉：心慌、心悸、头晕反复发作2年。患者诉2年前无明显诱因出现反复心慌心悸，头晕，检查诊断为甲状腺结节。现症见：心慌、心悸、头晕反复发作，稍有胸闷，食纳欠佳，二便正常。体查：颈部左侧可扪及肿大甲状腺结，按之较硬。舌质暗或紫，苔薄白或白腻，脉弦涩。

中医诊断：瘿病，痰瘀互结证；西医诊断：甲状腺结节。

治法：消痰软坚，通络散结

处方：海藻15 g，夏枯草15 g，炮穿山甲10 g，皂角刺15 g，柴胡12 g，青皮10 g，丹参12 g，川芎10 g，玄参10 g，牡丹皮15 g，连翘15 g，浙贝母15 g。14剂。

【按语】瘿病以气滞、痰凝、血瘀壅结颈前为基本病机，其治疗应以理气化痰、消瘿散结为基本治则。本案患者左侧甲状腺肿大明显，质地较硬，结合舌暗，脉弦涩，综合考虑辨证为痰瘀互结之证，故治疗上以消痰软坚，通络散结为主，以海藻、夏枯草为君。患者出现心慌心悸等症状，丹参能入心经，有安神的功效，又能活血化瘀，最为适宜。袁教授在甲状腺结节的治疗中加入行气活血药能起到佐助散结消肿的作用，正所谓"气为血之帅"，气行则血行，气血津液畅通无阻则瘿消而结散。

9. 龙牡敛汗汤

【组成】生龙骨，生牡蛎，麦芽，黄芪，防风，白术，玄参，生地黄，五味子，知母，黄柏，甘草。

【功用】益气固表，滋阴敛汗。

【主治】多汗症，阴虚阳亢证。

【方解】自发性多汗症属中医学"汗证"范畴，根据汗出特点又分为自汗和盗汗。其中白昼汗出，动辄尤甚者称为自汗。夜卧汗出，醒后汗止者，称为盗汗。自汗多由阴阳失调，腠理不固所致。盗汗以阴虚内热为主。遣方用药需辨析是否为自汗或盗汗，或两者兼顾，采取益气固表之法或滋阴清热之方。方中以生龙骨、生牡蛎重镇固涩、滋阴潜阳、止汗敛阴；五味子、玄参、生地黄、知母入肝肾而滋阴养血，阴血充则水能制火；盗汗因水不济火，故以黄柏苦寒泻火以坚阴；卫虚不固，故以黄芪、白术、防风、甘草益气实卫以固表。诸药合用，滋阴泻火兼施，使阴固而水能制火，热清则耗阴无由；且益气与育阴泻火相配，使营阴内守，卫外固密。

加减：若兼见心悸少寐、神疲气短者，可加当归、龙眼肉、酸枣仁等；兼见面赤烘热，烦躁，口苦，小便黄者，可加龙胆、栀子、黄芩、木通等清利湿热之品。

【病案】任某，男，42岁，于2020年05月13日就诊。

主诉：自汗2年。患者诉2年来无明显诱因容易汗出，白天夜间均汗多，或夜间盗汗。刻诊：易汗出，白天夜间均汗多，动则汗出加重，或盗汗，平素易感冒，体倦乏力，口干，纳可，二便正常。体查：舌淡红，苔薄白，脉弦数。

中医诊断：汗证，肺卫不固、阴虚火旺证；西医诊断：自发性多汗症。

治法：益气固表，滋阴敛汗。

处方：生龙骨 20 g，生牡蛎 20 g，麦芽 10 g，黄芪 20 g，防风 10 g，白术 15 g，玄参 15 g，生地黄 20 g，五味子 15 g，知母 12 g，黄柏 10 g，甘草 6 g。7 剂。

【按语】汗为心之液，心液在内则为血，发于外则为汗。《丹海心法》谓："阴虚阳必凑，发热而自汗；阳虚阴必乘，发厥而自汗。"自汗、盗汗皆由人体阴阳偏盛所致，自汗属阳，盗汗属阴。此案患者白天自汗出，活动后明显，且夜间有盗汗，多因阴阳失调，腠理不固，而致汗液外泄失常。治宜益气固表，滋阴敛汗。以收敛之品固涩敛阴，玉屏风散益气固表止汗，生地黄、玄参等滋阴之品清泻相火，滋阴养血，诸药合用，使阴阳调和，营气调，卫阳固，而汗出自止。

10. 钩藤稳神汤

【组成】钩藤，陈皮，半夏，茯苓，麦冬，防风，石膏，栀子，人参，杭菊花，生牡蛎，生龙骨。

【功用】平肝潜阳，理气化痰，佐以清热。

【主治】自主神经功能紊乱，肝郁扰神证。

【方解】自主神经功能紊乱常根据其临床表现归属于中医学"胸痹""心悸""眩晕"等范畴，是一种内脏功能失调的综合征，多以精神症状、内脏功能紊乱、神经系统症状、胃肠功能紊乱等为表现症状。此病的发生常与体质虚弱、情志刺激、外邪入侵等因素有关。其病机可归纳为虚实二类，属虚者有气、血、阴、阳之别；属实者有痰、火、瘀之分。虚实之间可互相夹杂及转化，应标本兼治。方中以钩藤、杭菊花、生龙骨、生牡蛎平肝潜阳，清肝泻火；陈皮、半夏、茯苓理气健脾，祛湿化痰；石膏、栀子清热利湿；麦冬甘苦而质润，功擅养胃阴，生津除烦；防风味辛，主升发行散，长于祛风除湿；佐以人参大补元气，助邪外出，使祛邪不伤正。共奏理气化痰，平肝潜阳之功。

加减：若兼见焦虑烦躁、紧张、忧郁等，可加柴胡、郁金、香附等疏肝理气之药；若兼见胃胀、肠鸣者，可加厚朴、大腹皮等理气消胀之药；若兼见头晕头痛、头胀沉闷者，可加白术、天麻熄风化痰之药；若兼见入睡困难，早醒多梦，可加茯神、酸枣仁、首乌藤等安神助眠。

【病案】钱某，女，61 岁，于 2019 年 08 月 28 日就诊。

主诉：胸闷、心慌、气短 2 年。患者 2 年前无明显诱因出现胸闷、心慌、气短，伴头晕，汗出完善相关检查考虑诊断为自主神经功能紊乱。刻诊：胸闷、心慌、气短，伴头晕，烦躁，汗出明显，视物模糊，口苦，纳差乏味，夜寐差，大便不成形。舌红，苔黄，脉弦滑。

中医诊断：胸痹，痰浊痹阻证；西医诊断：自主神经功能紊乱。

治法：平肝潜阳，宽胸散结，佐以清热。

处方：钩藤 20 g，陈皮 10 g，半夏 10 g，茯苓 15 g，麦冬 20 g，防风 10 g，石膏 12 g，栀子 10 g，白参 10 g，杭菊花 10 g，生牡蛎 20 g，生龙骨 20 g。14 剂。

【按语】自主神经功能紊乱临床表现较为复杂，严重危害身心健康。中医治疗以整体观念调理人体内的内分泌系统紊乱，施治时需紧扣病机，辨证施治，遣方用药。此案患者以胸闷、心慌、气短为主症，中医诊断为胸痹，病位在上焦。舌红，苔黄，脉弦滑，结合患者头晕、口苦之表现，为有痰浊内阻，肝阳上亢，治疗当宽胸散结，平肝潜阳为主。

五、肾系病处方

1. 琥金结石汤

【组成】木通，栀子，滑石，萹蓄，车前子，琥珀粉，金钱草，海金沙，生黄芪，牛膝，莪术，泽泻，猪苓，枳实。

【功用】清热利湿，化瘀通淋。

【主治】肾结石、前列腺炎，下焦湿热证

【方解】肾结石是指肾内产生的晶体物质和有机物质异常聚集而成的石状物，属中医学"淋证"范畴。临床以尿中夹砂石，排尿涩痛，或排尿时突然中断，尿道窘迫疼痛，少腹拘急，往往突发，一侧腰腹绞痛难忍，甚则牵及外阴，尿中带血等为主要表现。多因脾虚失运，肾虚失化，或湿热之邪蕴结于下焦，导致膀胱气化不利，水湿内停，日久化热，损伤络脉，致湿热、瘀血停留下焦，煎熬水液，炼液成石。治宜清热利湿，化瘀通淋。方中以海金沙、金钱草、琥珀粉清热利湿，利水通淋，活血化瘀，共为君药；因石淋湿热蕴结下焦易损伤络脉，病程日久，局部瘀血留滞，故以木通、滑石、泽泻、萹蓄、车前子、猪苓利水渗湿泄热；以牛膝、莪术、枳实活血化瘀，通淋止痛，共为臣药。佐栀子以清泄三焦之火，渗利膀胱之湿热，导热从小便而出，且可凉血止血，为治疗膀胱湿热之要药，《药性论》言其能"利五淋，主中恶，通小便"。气虚无力是结石滞留的主要原因，脾肾之气足，津液输布有序，气化得利，才能推石外出，故以黄芪与牛膝相配，可益气养血，活血化瘀，并能引邪下行，共为佐使药。诸药合用，共奏清热、化瘀之功效。

加减：痛甚者加三棱、川芎、细辛；尿急、尿频、尿痛者，加石韦、蒲公英、灯心草；舌白腻、脉滑属湿热证者，加黄柏、苦参、苍术；腰酸腿软者，加入熟地黄、山茱萸；情绪易波动、脉弦者加郁金、柴胡。

【病案】孟某，女，42岁，于2018年11月15日就诊。

主诉：腰痛日天。3日前左腰部隐痛发作，体位不明显受限，口苦，小便正常。一般状态可。体查：左肾处叩击痛，输尿管处叩击痛。舌质淡紫，苔白，脉沉弦。

中医诊断：石淋，湿热郁结、气滞血瘀证；西医诊断：左肾结石。

治法：清热利湿，活血通淋。

处方：木通12 g，栀子10 g，滑石（包煎）15 g，萹蓄15，车前子（包煎）15 g，琥珀粉（冲服）6 g，金钱草15 g，海金沙10 g，泽泻15 g，牛膝15 g，黄芪20 g，莪术10 g，猪苓15 g，甘草6 g。14剂。

【按语】《金匮要略心典》中记载："淋病有数证，小便如粟状者，即石淋也……"多因湿热蕴结下焦，日久则煎熬尿液，久积成石。袁教授常以八正散加减，佐以金钱草、海金沙通淋排石。袁教授治疗石淋重调气血，故以黄芪、牛膝、琥珀粉补益肝肾，行气活血，化瘀止痛，诸药合用，共奏通淋排石之功。其中金钱草、海金沙、琥珀粉为袁教授常用治疗石淋的药物。现代药理研究表明：金钱草的有效成分可增加大鼠的尿量和尿枸橼酸盐的排泄，有效抑制草酸钙尿结石的形成；海金沙可使输尿管上段管腔内压力及输尿管蠕动频率增加，有利于促进结石的排出。体现了袁教授中西结合，衷中参西的思想。

2. 参附肾虚汤

【组成】当归，川芎，熟地黄，白芍，附片，人参，黄芪，淫羊藿，炮穿山甲，石韦，续断，牛膝，甘草。

【功用】补肾健脾，温阳利水。

【主治】慢性肾小球肾炎，肾衰竭，肾阳衰证。

【方解】慢性肾小球肾炎是以蛋白尿、血尿、高血压、水肿伴缓慢进展的肾功能减退为临床特点的一组肾小球疾病。中医根据其临床表现将其归属于"慢肾风""水肿""虚劳"等范畴，其病机为本虚标实，本虚主要为脾、肾两脏的虚损，标实以湿浊、瘀血为主。治宜标本兼顾，以治本为要。方中人参性甘微苦，归心、肺、脾经，具有大补元气之功能，上能归心肺经补气血，中能归脾经以健中气，以滋后天；附子辛甘大热，能补命门衰败之火，两药合用，以增强温肾助阳之功，共为君药；臣以当归、熟地黄、川芎、白芍滋阴养血，黄芪、淫羊藿、续断补脾益肾，利尿消肿，与君药合用，使阳得阴助而生化无穷。在慢性肾小球肾炎的发展过程中有水湿和瘀血等病理产物的积聚，故以炮穿山甲、石韦、牛膝清热利湿，活血化瘀，利水消肿，共为佐药；甘草益气和中，与君药合用，以增强健脾之功效。诸药合用，以补肾健脾以固其本，活血利水以祛其标。

加减：肾阳虚弱，尿蛋白多者，加益智仁、芡实、金樱子；肾阳虚衰，水湿内停，少尿者，可加肉桂、泽泻、桑寄生、车前子；尿液混浊，色黄味厚者，加二妙散；肤色暗黑，舌质暗红或淡紫，血瘀明显者，加丹参、制大黄、牡丹皮、桃仁。

【病案】孔某，男，86岁，于2018年3月14日就诊。

主诉：双下肢浮肿3个月有余。患者诉3个月前出现双下肢浮肿，睡后亦肿，腰膝冷痛，怕冷，神疲乏力，伴心悸、失眠。体查：心律齐，心率90～100次/min，心界左移，双下肢肿，按之凹陷不起。舌淡紫稍胖，苔薄白腻，脉沉细数，偶有促脉。

中医诊断：水肿，心肾阳虚、肾水泛溢证；西医诊断：慢性肾小球肾炎。

治法：补肾健脾，温阳利水。

处方：黄芪20 g，当归10 g，川芎10 g，熟地20 g，制附片（先煎）12 g，人参12 g，淫羊藿12 g，炮穿山甲5 g，石韦15 g，续断15 g，牛膝12 g，甘草6 g，肉桂3 g，泽泻12 g。14剂。

二诊：患者服药后双下肢浮肿明显减退，无明显心悸，但尿少，舌淡紫，苔薄滑，脉沉弦。于上方去肉桂，加桃仁、车前子、桑寄生以补益肝肾，化瘀利水。再服7剂，以巩固疗效。

处方：制附片（先煎）10 g，黄芪20 g，人参10 g，当归10 g，川芎10 g，淫羊藿10 g，炮穿山甲（打碎）5 g，桑寄生20 g，石韦10 g，续断10 g，牛膝10 g，桃仁10 g，泽泻10 g，车前子15 g，甘草6 g。

【按语】该患者以双下肢浮肿、腰膝冷痛等为主要表现，辨证为肾阳亏虚证，属阴水范畴。以参附肾虚汤治疗，紧扣病机，并在原方加肉桂、泽泻温阳化气利水，以恢复肾的气化功能。二诊浮肿消退，但尿少，遂加车前子利尿，舌淡紫则加桃仁活血。《金匮要略心典》云："血分者，因血而病为水也……水分者，因水而病及血也。"水与血在病理生理上相互影响，水病可致血瘀，瘀血可致水肿。故治疗水肿，袁教授常加入活血药，标本兼治。

3. 丹砂泻肾汤

【组成】丹参，砂仁，干姜，制附片，党参，大黄，夏枯草，半枝莲，黄芩，半夏，石韦，续断，牛膝，泽泻。

【功用】温肾暖脾，利湿泄浊，活血行气。

【主治】慢性肾衰竭，肾虚湿热证。

【方解】慢性肾衰竭（CRF）又称慢性肾功能不全，是指各种原因造成的慢性进行性肾实质损害，致使肾脏明显萎缩，不能维持其基本功能。中医将其归于"关格""癃闭"等范畴，其病机为本虚标实，即脾肾气虚为本，湿浊瘀毒为标，治宜温肾暖脾，利湿活血。方中以制附片辛热纯阳，其性善走，为通行十二经要药，长于益火助阳，可归脾经而温中散寒，归肾经而助阳补火，与干姜相须配伍，以增强温肾暖脾之功，共为君药；因脾肾阳虚，气化不利，水湿内停，日久可化湿、化瘀、化毒，故以夏枯草、半枝莲、黄芩、半夏、泽泻清热利湿解毒；丹参、牛膝、大黄、石韦活血化瘀，共为臣药；佐以续断补肝肾，强筋骨，党参、砂仁芳香化湿，行气健脾，与君药合用，使其补而不滞，共为佐使药。全方标本兼治，以补虚药配伍化湿、活血药，补中有泄，祛邪不伤正，共奏温肾、利湿、活血之效。

加减：若全身浮肿，舌胖大，苔滑者，加车前子、茯苓、猪苓以利水通淋；若周身疼痛，皮下紫斑，舌暗红，有瘀斑，提示瘀血严重者，则加牡丹皮、赤芍、当归、川芎活血化瘀。

【病案】陈某，男，71岁，于2020年6月3日就诊。

主诉：神疾、肢肿之年，患高血压病 20 余年，肾衰竭 2 年。现头晕、头痛，无腰痛，神疲乏力，纳差，双下肢轻肿。尿少，无尿道刺痛。舌质淡红稍暗，苔薄白，脉沉弦。BP 120/75 mmHg。

中医诊断：癃闭，肾虚湿热证；西医诊断：高血压肾病。

处方：丹参 15 g，砂仁 10 g，干姜 6 g，附片 10 g，党参 10 g，大黄 8 g，夏枯草 15 g，半枝莲 20 g，黄芩 5 g，半夏 10 g，石韦 15 g，续断 10 g，牛膝 15 g，泽泻 10 g。14 剂。

【按语】《景岳全书》云："今凡病气虚而闭者，必以真阳下竭，元海无根。水火不交、阴阳否隔，所以气自气而气不化水，水自水而水蓄不行。"论述了癃闭多由脾肾阳虚、肾阳衰所致。袁教授常从脾肾论治此病。因该病病程较长，久治不愈，逐渐发展，导致脾肾衰败，气化不利，则水湿、瘀血内停。《证治汇补·癃闭》云："有脾经湿热，清气郁滞，而浊气不降者……有脾虚气弱，通调失宜者。"因此袁教授常在培本固元的基础上，佐以利湿、活血之法，标本兼治。

4. 芪车前列汤

【组成】黄芪，车前子，升麻，牛膝，益智仁，淫羊藿，桑螵蛸，五味子，滑石，山茱萸，甘草。

【功用】健脾益气，温肾固摄。

【主治】慢性前列腺炎、前列腺增生，肾气亏虚、膀胱失约证。

【方解】慢性前列腺炎多归属中医学"淋证"等范畴，多因久病体虚，或年老体弱，致脾肾阳虚，膀胱气化不利所致。其病位在膀胱与肾。《诸病源候论·淋病诸候》云："诸淋者，由肾虚而膀胱热故也。"治宜健脾益气，温肾固摄，佐以清热利湿。方中黄芪性甘平，补中益气兼利小便，具有健脾运气而不燥，养胃滋阴而不润的特性；车前子性寒体滑，性专降泄，善清膀胱湿热，导湿热下行，体滑善利窍，入肾以通利水道，共为君药；益智仁、淫羊藿、桑螵蛸温肾壮阳，固精缩尿。《本草经疏》云："益智子仁，以其敛摄，故治遗精虚漏，及小便余沥，此皆肾气不固之证也。"共为臣药；佐以酸味之品五味子、山茱萸以补益肝肾，缩尿止遗；牛膝、滑石清热利湿，活血通络，引药下行，与升麻配伍，一升一降，调畅气机，补中益气，为佐药；甘草调和诸药，与滑石相伍，组成六一散，以加强利湿之功。诸药合用，标本兼施。

加减：若夜尿多、失眠者，加龙骨、牡蛎、酸枣仁；若畏寒怕冷，舌淡紫，苔白腻者，加附片、肉桂、干姜；若伴有血尿者，加小蓟、蒲黄、藕节炭；疼痛甚者，加延胡索、没药、小茴香、乌药。

【病案】陶某，男，73 岁，2020 年 6 月 17 日。

主诉：尿频，尿急，尿后余沥不尽反复发作 10 余年。或尿癃闭，无血尿。腰膝酸软，神疲乏力。体查：一般状态可，心律齐，无杂音，心率稍慢，心音稍低，双肺呼吸音（一）。舌淡紫，苔薄润，脉沉细缓。

中医诊断：淋证，肾气亏虚、膀胱失约证；西医诊断：慢性前列腺炎。

治法：健脾益气，温肾固摄。

处方：黄芪 30 g，车前子 10 g，升麻 10 g，牛膝 10 g，益智仁 15 g，淫羊藿 12 g，桑螵蛸 15 g，五味子 10 g，滑石 10 g，煅龙骨 20 g，乌药 10 g，甘草 6 g。7 剂。

【按语】《灵枢·口问》云："中气不足，溲便为之变。"说明淋证与脾有关。袁教授在治疗淋证肾气亏虚证时从脾肾论治，并重用黄芪以补益中气而利小便。该患者因久病不愈，遂加煅龙骨、乌药以增强温肾助阳、收敛固摄作用。此方针对肾气亏虚，膀胱失约证而设，对于湿热下注证，袁教授常用琥金结石汤加减治疗。

5. 仙茅壮阳汤

【组成】鹿角胶，淫羊藿，仙茅，锁阳，枸杞子，熟地黄，金樱子，益智仁，山茱萸，牛膝，甘草。

【功用】温肾壮阳，填精益髓。

【主治】阳痿，肾阳亏虚证。

【方解】《景岳全书·阳痿》云："凡男子阳痿不起，多由命门火衰，精气虚冷；或以七情劳倦，损伤生阳之气，多致此证。亦有湿热炽盛，以致宗筋弛缓而为痿弱者。"清·韩善征说："阳者，男子之外肾；痿者，弱也；弱而不用，欲举而不能之谓。"治阳痿，当温补肾阳，填精益髓。该方以右归丸的思路化裁而来，方中以鹿角胶温补肝肾，滋益精血，配伍仙茅、淫羊藿温肾壮阳，共为君药；熟地黄、枸杞子、锁阳、山茱萸、牛膝滋阴益肾，填精补髓，并养肝补脾，亦取"阴中求阳"之意，共为臣药，《本草纲目》云："山茱肉补肾气，兴阳道，坚阴茎，添精髓。"金樱子、益智仁暖肾固精缩尿，以防精气流失，为佐药；甘草调和诸药，护胃安中。全方以补阳药和补阴药相配，则"阳得阴助，生化无穷"，共奏温肾壮阳，滋补精血之功。

加减：若有情绪抑郁，临房不举，睡中自举，可加柴胡、白芍、郁金、香附、川芎、枳壳；若有心悸，失眠多梦，神疲乏力，面色萎黄，食少纳呆，舌淡苔薄白，脉细者，可加白术、黄芪、人参、茯苓、当归、远志、木香。若兼见胆怯多疑，言迟声低，心悸惊惕，夜寐多梦，可加龙齿、磁石、远志、茯神以安神定志。

【病案】王某，男，66岁，于2018年7月5日就诊。

主诉：阳痿、早泄5～6年。患者自诉5～6年前开始阳痿不举，性功能降低，早泄偶发，腰膝酸软，小便或尿而不畅，余沥不尽。食纳尚可，睡眠较好，大便正常。舌淡紫，苔白，脉沉弦。血压140/80 mmHg。

中医诊断：阳痿，肾阳亏虚证；西医诊断：阳痿。

治法：温肾壮阳，填精益髓。

处方：鹿角胶15 g，淫羊藿12 g，仙茅15 g，锁阳15 g，枸杞子15 g，熟地黄15 g，金樱子20 g，益智仁15 g，山茱萸20 g，甘草6 g，牛膝15 g。14剂。

【按语】该患者年旬六十余，天癸竭，精少，肾藏衰。治宜填精益髓，温肾壮阳。袁教授治疗阳痿肾阳亏虚证，常用仙茅，《玉楸药解》云："仙茅，味辛，气温，入足少阴肾、足厥阴肝经。壮骨强筋，暖腰温膝。仙茅暖水荣木，复脉清风，滋筋力，益房帏，治玉塵痿软，皮肤风癞。"现代药理研究表明：仙茅对精子的运动能力和穿膜功能有促进作用，能使小鼠附性器官质量增加，其补肾壮阳的活性成分为仙茅素A。体现了袁教授衷中参西的思想。

6. 磁朱耳鸣散

【组成】龙胆，木通，泽泻，柴胡，车前子，生地黄，磁石，珍珠母，赭石，牛膝，芦荟，枸杞子，甘草。

【功用】清肝泻火，平肝潜阳。

【主治】耳鸣，肝火上炎证。

【方解】耳鸣是指患者主观感觉耳内或颅内鸣响，但外界无相应声源，常伴有听力下降，可分为实证和虚证。此方针对肝阳上亢的实证耳鸣，由龙胆泻肝汤化裁而来。方中芦荟、龙胆苦寒清热，其性沉降，主清肝胆实火。《药品化义》云："胆草专泻肝胆之火，主治目痛颈痛，两胁疼痛，惊痫邪气，小儿疳积，凡属肝经热邪为患，用之神妙。"配伍平磁石、珍珠母、赭石以平肝潜阳；佐以木通、泽泻、车前子、牛膝渗湿泄热，导湿热从水道而去；肝为藏血之脏，若为实火所伤，阴血亦随之消灼，且方中诸药以苦燥渗利伤阴之品居多，故以生地黄、枸杞子滋阴养血，使邪去而阴不伤；肝喜条达而恶抑郁，故以柴胡疏肝解郁，防止苦寒降逆之品抑肝胆之气，并引诸药归于肝胆之经，与生地黄、枸杞子相伍，养肝体而调肝用；甘草调和诸药，护胃安中。诸药合用，使火热得清，湿浊得利，循经所发诸症皆可相应而愈。

加减：若有焦虑，情绪波动明显，属肝郁气滞证者，去龙胆、木通、泽泻、车前子，加白芍、郁金、香附、川芎、枳壳或逍遥散加减；若眩晕耳鸣，头胀头痛，腰膝酸软，舌红苔白脉弦，去龙胆、木通、泽泻、车前子、柴胡，加天麻、钩藤、石决明、知母、桑寄生、黄芩；若腰膝酸软，耳鸣重听，眩晕健忘，属肾气虚者，加熟地黄、山药、山茱萸、茯苓、牡丹皮。

【病案】邹某，女，70 岁，2019 年 9 月 25 日就诊。

主诉：耳闭、耳鸣 7～8 个月。患者自诉 7～8 个月前开始有乘坐电梯而发作耳鸣的现象，左耳鸣响，声大，听力下降，烦躁失眠，口苦口干。体查：双耳外耳道稍狭窄，无明显拥堵物，鼓气实验（－）。舌质暗红，苔黄腻，脉弦滑。

　　中医诊断：耳鸣，肝火上炎证；西医诊断：神经性耳鸣。

　　治法：清肝泻火，平肝潜阳。

　　处方：龙胆12 g，木通10 g，泽泻10 g，柴胡10 g，车前子10 g，生地黄15 g，磁石15 g，赭石15 g，牛膝15 g，芦荟20 g，胡黄连12 g，枸杞子15 g。14剂。

　　【按语】辨耳鸣虚实为治疗耳鸣关键所在。该患者以左耳鸣响，听力下降，口苦口干为主要表现，结合舌脉辨证为肝胆上炎证。袁教授以磁朱耳鸣散治疗，紧扣病机。《本草经解》云："磁石入肾，气寒壮水，质重降浊……肾开窍于耳，肾火上升则聋；磁石气寒可以镇火，所以主耳聋也。"袁教授常用磁石、珍珠母、赭石平肝潜阳，治疗肝阳上亢诸证。该方主要针对耳鸣实证，若为虚证耳鸣，应当以补益肝肾治疗，不要犯虚虚实实的错误。

六、其他病处方

1. 枣地安眠汤

【组成】炒酸枣仁，生地黄，五味子，麦冬，半夏，柏子仁，远志，首乌藤，琥珀粉，石菖蒲，甘草。

【功用】滋阴养血，养心安神。

【主治】失眠，心阴亏虚证。

【方解】现代失眠属中医学"不寐"范畴，不寐者，轻者入睡困难，时寐时醒，重者彻夜不寐，其病机总属阳盛阴衰，阴阳失交。情志、饮食、体虚等易导致心神不安而不寐，其病位在心，与肝、胆、脾、胃、肾密切相关。枣地安眠汤：①重用酸枣仁和生地黄为君药，前者补益心肝之阴血，后者滋养心肾之阴，两药合用，则阴气得复。②配伍五味子、麦冬为臣药，加强滋阴之力。③佐以柏子仁养心安神，首乌藤养血安神，琥珀粉镇静安神，远志、石菖开通心窍之功。半夏从《黄帝内经》"半夏秫米汤"之意，旨在交通阴阳而使心之阴阳平衡而安眠。甘草调和诸药。全方标本兼顾，滋养心阴治其本，安神定志治其标。

加减：情绪抑郁或烦躁者，加柴胡、白芍；汗出，心神不宁者，加浮小麦、大枣、百合；烦躁，心悸心率偏快者，合朱砂安神丸之意加朱砂、莲肉，因朱砂有毒且不易获得，故以珍珠母代替；病程较久，舌象偏暗者加川芎，当归活血化瘀。

【病案】陈某，女，56岁，于2018年11月22日就诊。

主诉：失眠反复发作1个月余。现症见：入睡困难，时寐时醒，难以复睡，白天精神疲劳，心烦，口干，纳食可，二便调，舌质红稍暗，苔薄白，脉细数。

中医诊断：不寐，心阴亏虚证；西医诊断：失眠。

治法：滋阴养心，安神定志。

处方：炒酸枣仁 30 g，生地黄 20 g，麦冬 20 g，法半夏 10 g，柏子仁 10 g，首乌藤 15 g，琥珀粉（冲服）4 g，石菖蒲 15 g，柴胡 6 g，白芍 12 g，百合 15 g，炙甘草 6 g。14 剂。

【按语】不寐之病，以补虚泻实，调整脏腑阴阳为治疗原则。此病案患者以入睡困难，时寐时醒为主要表现，结合其心烦，舌红，脉细数的表现，可辨为心阴亏虚证。枣地安眠汤重用炒酸枣仁滋养心肝之阴血，《本草图经》谓其："睡多生使，不得睡炒熟。"因此袁教授对于不寐患者常用炒酸枣仁。重用生地黄甘寒养阴生津，不仅滋养心阴，而且滋养肾阴，而使肾水可以上济于心。配伍麦冬、柏子仁、首乌藤加强滋阴养血之力，半夏功不在燥湿化痰而取其交通阴阳而使阴平阳秘。阴血亏虚则心失所养而不寐，以滋阴之品治其本，加上琥珀粉镇静安神，石菖蒲开窍治其标，患者尚有心烦之情绪，加柴胡和白芍疏肝柔肝并举。百合滋养心肺之阴，且合生地黄取《金匮要略》百合地黄汤之意，治疗"神志恍惚……欲卧不能卧，欲行不能行"百合病症状。

2. 柴芍解郁汤

【组成】柴胡，白芍，郁金，佛手，炒酸枣仁，龙骨，牡蛎，夏枯草，栀子，合欢花，甘草。

【功用】疏肝解郁，镇静安神。

【主治】失眠，肝郁扰神证；抑郁症，肝气郁结证。

【方解】柴芍解郁汤适用于有"肝气郁结"病机的疾病，具有疏肝解郁安神的功效，因此对于肝气郁结引起不寐和郁证可达到异病同治之功。方中以柴胡白芍经典药对为君，疏肝柔肝并举，臣药以郁金、佛手加强行气解郁之功，佛手且可化痰，痰化则气行；佐以夏枯草、栀子清泻肝郁之火，且可清心火；炒酸枣仁、合欢花、龙骨、牡蛎解郁安神与重镇安神共用；甘草调和诸药。全方共奏疏肝安神之功。

加减：汗出，心悸、烦躁者加浮小麦、大枣、百合；失眠病程较久，舌象暗紫者加川芎，当归活血化瘀；嗳气频作，脘腹胀闷者，加旋覆花，苏梗，半夏和胃降逆；妇女月经瘀滞，乳胀小腹痛者，加丹参，益母草，红花活血调经。

【病案一】黄某，女，78岁，于2018年5月10日就诊。

主诉：失眠1年。现症见：入睡困难，服安眠药后仅睡3～4小时，情绪焦虑，沉默少言，头部紧箍感，口干，食纳较少，二便可，舌质淡紫，苔薄白，脉弦。

中医诊断：不寐，肝郁扰神证；西医诊断：失眠。

治法：疏肝行气，解郁安神。

处方：柴胡12 g，郁金12 g，白芍20 g，佛手10 g，炒酸枣仁30 g，生龙骨20 g，生牡蛎20 g，夏枯草20 g，栀子12 g，合欢花12 g，百合20 g，当归10 g，甘草6 g。14剂。

【病案二】陈某，女，44岁，于2019年11月14日就诊。

主诉：产后心烦、汗出反复发作近20年。现症见：烦躁，精神焦虑，出汗多，睡眠不实，偶发心慌，伴手抖，饮食可，二便调。舌质淡红，苔薄白，脉弦细。

中医诊断：郁证，肝气郁结证；西医诊断：抑郁症。

治法：疏肝解郁，清心敛汗。

处方：柴胡12 g，郁金10 g，白芍20 g，佛手10 g，炒酸枣仁20 g，生龙骨20 g，生牡蛎20 g，夏枯草20 g，栀子10 g，合欢花15 g，大枣10 g，浮小麦30 g，生地黄15 g，珍珠母12 g，甘草6 g。14剂。

【按语】朱震亨《丹溪心法·六郁》云："气血冲和，万病不生，一有怫郁，诸病生焉，故人身诸病，多生于郁。"徐春甫《古今医统大全·郁证门》云："郁为七情不舒，遂成郁结，既郁之久，变病多端。"肝主疏泄，性条达而舒畅，肝气郁结，则可导致痰凝、血瘀、湿聚，上可肝郁化火，火郁伤阴，心失所养，肾阴被耗，导致脏腑阴阳失调。下可横犯脾土，导致肝脾失调。柴芍解郁汤为袁教授经验方，针对肝郁化火，火亢伤阴扰神的病机，于失眠、抑郁症、焦虑症、围绝经期综合征、神经衰弱属此病机者，常以此方为基础方，常合并甘麦大枣汤、越鞠丸、百合地黄汤进行加减，具有疏肝、滋阴、清火、安神的功效。

六、其他病处方

081

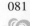

3. 温胆安眠汤

【组成】枳实，竹茹，半夏，陈皮，炒酸枣仁，合欢花，柏子仁，首乌藤，石菖蒲，甘草。

【功用】清热化痰，开窍醒神。

【主治】失眠，痰热扰神证。

【方解】失眠是由于心神不安，长时间存在睡眠障碍为特征的疾病，主要表现为睡眠时间，睡眠深度的不足。经曰："饮食自倍，肠胃乃伤"现代人饮食不规律不节制，导致脾胃受损，痰热内生，胃气失和扰心神而不得眠。温胆安眠汤以枳实，竹茹，半夏，陈皮四药为君，共奏清热化痰，行气化痰之功；臣以柏子仁、首乌藤、酸枣仁，合欢花养心安神以助眠；痰湿内盛者易上蒙清窍，佐以石菖蒲开窍醒神。甘草调和诸药。

加减：若饮食停滞，脘腹胀满者，加神曲，山楂消食和中；若痰热盛，彻夜不寐，大便秘结者加大黄，黄连，清热泻火；病程较久，舌象偏暗者加川芎，当归活血化瘀。

【病案】易某，女，55岁，于2018年4月26日就诊。

主诉：失眠2～3年余。现症见：入睡困难，睡眠时间短，每晚睡2～3小时，梦多，易恶心干呕，头重，长期夜食，二便调，舌质红，苔薄黄腻，脉弦滑。

中医诊断：不寐，痰热扰神证；西医诊断：失眠。

治法：清热化痰，开窍醒神。

处方：枳壳10g，竹茹10g，法半夏10g，陈皮10g，炒酸枣仁30g，合欢花10g，知母10g，黄柏10g，首乌藤15g，琥珀粉（冲服）4g，石菖蒲15g。14剂。

二诊：2018年5月12日。服药14剂后，失眠好转，已能睡4～5个小时，入睡尚可，现有脘腹胀闷，口臭，其余情况可。于原方基础上加山楂10g、莱菔子10g、神曲10g，14剂，加强消食导滞之功。

【按语】《素问·逆调论》云："人有逆气不得卧……是阳明之逆也……阳明者胃脉也，胃者，六腑之海，其气亦下行，阳明逆，不得从其道，故不得卧也。下经曰'胃不和则卧不安'，此之谓也。"脾胃升降相因，为人体中焦的枢纽，脾胃受损，痰热内生，气机逆乱，则发为不得眠。袁教授拟温胆安眠汤，治疗痰热扰神的失眠，以枳实、竹茹、半夏、陈皮清化痰热治其标，以琥珀粉、首乌藤、酸枣仁，合欢花安神定志治其本，患者舌红且有入睡困难，是有阴液亏虚的表现，加知母，黄柏以滋阴降火，脘腹痞闷加消食导滞之品。如张景岳在《景岳全书·不寐》中说："盖寐本乎阴，神其主也，神安则寐，神不安则不寐，其所以不安者，一由邪气之扰，一由营气之不足耳。"袁肇凯教授认为不寐之病，认为邪气以肝郁、痰热为主，营气之不足以阴虚、血虚为主，分别治以枣地安眠汤，柴芍解郁汤，温胆安眠汤。

4. 骨痹丸

【组成】白芍，炒白术，木瓜，威灵仙，炙甘草，牛膝，姜黄，制川乌，巴戟天，续断，乳香，没药，鸡血藤。

【功用】缓急止痛，温经散寒，活血通络。

【主治】坐骨神经痛、腓肠肌痉挛；寒湿痹阻证。

【方解】本方以芍药甘草汤为基础，重在滋阴增液，缓急止痛。《朱氏集验方》称其为"去杖汤"主治脚弱无力，行步艰难。本方中在芍药甘草汤基础上加酸温之木瓜以增白芍益阴养血之功，加甘温之炒白术配伍甘温之甘草，性甘之药最能缓急止痛，共为君药；乳香、没药活血伸筋，散瘀定痛；鸡血藤补血行血，通经络，强筋骨，姜黄、制川乌辛温发散破血行气止痛，巴戟天、续断入肾壮骨，祛骨寒，共为臣药；佐以牛膝益肾且引药下行。威灵仙以祛风湿、通经络、止痹痛。诸药合用，共奏缓急止痛，温经活血之功。

加减：瘀血不甚、大便不通、舌淡红者，可去乳香、没药，加桃仁12 g，红花9 g；有下肢静脉血管狭窄或伴有栓塞者，可加炙麻黄10 g，细辛3 g。

【病案】喻某，女，79岁。

主诉：双下肢冷痛反复发作3年。常在天气转凉时发作，得温则缓，双下肢乏力，皮温较低，夜晚常伴有双下肢小腿痉挛，食纳欠佳，大便结，夜梦多，舌淡，苔白，脉沉细。下肢彩超示：双下肢静脉血管狭窄伴有斑块。

中医诊断：寒痹，寒凝血脉证；西医诊断：腓肠肌痉挛，下肢静脉斑块形成。

治法：养血温经散寒，化痰逐瘀通络。

处方：白芍 30 g，炙甘草 10 g，炒白术 15 g，木瓜 15 g，威灵仙 15 g，桃仁 12 g，红花 10 g，姜黄 15 g，制川乌（先煎）9 g，蜜麻黄 10 g，细辛 3 g，牛膝 10 g，胆南星 6 g。

【按语】《素问·生气通天论》云："味过于酸，肝气以津，脾气乃绝。"意为：酸能入肝，而过食酸则导致肝气亢逆而克脾。《素问·脏气法时论》说："肝苦急，急食甘以缓之。"根据肝的生理特性，此处"急"可解释为肝气亢逆，甘味可解。因此，芍药甘草汤中若重用酸寒之白芍 30 g，则必须配伍甘温之炒白术和炙甘草，使其酸甘的比例平衡从而使阴液复生，缓急柔筋的效果倍增，现代药理研究表明：芍药对疼痛中枢和脊髓性反射弓的兴奋有镇静作用，故能治疗中枢性或末梢性的筋系挛急。根据该患者所述症状，可知该病机是由于血虚脉道失养，又受寒邪侵袭，导致血液凝滞，痰浊内生，筋骨肌肉失其柔润。因此可确定治法为养血温经散寒，化痰逐瘀通络。

5. 脂地节炎汤

【组成】补骨脂，熟地黄，桑寄生，淫羊藿，骨碎补，续断，羌活，独活，狗脊，乳香，没药，鸡血藤，甘草。

【功用】补肾祛寒，活瘀通络，强筋壮骨。

【主治】坐骨神经痛、膝骨关节炎、膝关节退行性病变；肾精亏虚，寒凝血瘀证。

【方解】肾主骨生髓，肾精充足则骨髓充盈，骨有所养，故骨质坚强。老年人常由于肾精亏虚，骨失所养，骨密度降低，骨质结构改变引起神经受压迫或无菌性炎症，例如坐骨神经痛和骨关节炎。因此，脂地

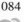

节炎汤以补肾填精，生髓强骨为本，以祛骨风，温经活血抗炎为标。方中重用熟地黄，味甘性温，质重而沉，补肾精益精血，填骨中、脑中之髓，为君药；补骨脂、狗脊、淫羊藿、骨碎补、续断可补肾阳，壮筋健骨，强脚壮腰，为臣药，君臣相配意在补真阴而壮肾阳，阳得阴生，阴得阳化，共填精髓，以治本；佐以性辛温之羌活、独活，能祛散风寒湿痹；以乳香、没药、鸡血藤增强活血通经止痛之功，以治其标。甘草调和诸药。全方标本兼治，共奏补肾、活瘀、壮骨之功效。

加减：关节疼痛重者，可加川乌9 g；肢体僵屈，肌肉胀痛，甚至抽筋者，可加白芍30 g，炒白术15 g，威灵仙12 g，木瓜9 g；病位在上肢者，可加桑枝12 g，姜黄9 g。

【病案】文某，女，65岁。

主诉：左膝关节疼痛1年余。左膝关节胀痛，屈伸时加重，腰背酸软无力，畏冷肢凉，小便清长，夜尿3～5次，五更泄泻，舌暗红少苔，脉沉细，双尺无力。X线检查示：骨质疏松，膝关节退行性改变。

中医诊断：痹证，肝肾亏虚、瘀血内阻证；西医诊断：膝关节退行性病变。

治法：补益肝肾，逐瘀通经。

处方：补骨脂20 g，熟地黄20 g，淫羊藿15 g，桑寄生15 g，狗脊15 g，独活15 g，续断15 g，骨碎补15 g，乳香10 g，没药10 g，鸡血藤20 g，甘草6 g。

【按语】此则病案患者为老年女性，以膝关节疼痛，屈伸不利为主要表现，兼有腰背酸软，不能久立，畏冷肢凉，小便清长，夜尿3～5次，五更泄泻，尺脉沉细无力，皆表现为肾阳虚证；舌质暗红，脉沉细，是血虚生瘀的表现。脂地节炎汤以补肾益精强骨、生血逐瘀通经的配伍思路完全吻合膝关节退行性病变的病因病机。此外，现代药理研究表明：淫羊藿苷可以抑制成骨细胞的凋亡，促进骨形成，减少骨吸收。成熟的成骨细胞可以分泌出大量的细胞因子，用于阻止破骨细胞的成熟、分化和融合，促进破骨细胞的凋亡，从而达到治疗骨关节退变骨质疏松的目的。

6. 桂芍类风汤

【组成】桂枝，白芍，生姜，大枣，制川乌，知母，炒白术，防风，乌梢蛇，防己，甘草。

【功用】通阳行痹，祛风逐湿，和营止痛。

【主治】类风湿关节炎，风寒湿痹证。

【方解】《金匮要略》中论述风湿历节病时提出五种病因病机，分别为肝肾不足，水湿内侵；阴血不足，风邪外袭；气虚湿盛，汗出当风；过食酸咸，内伤肝肾；胃有蕴热，复感风湿。可见历节病在祛风散寒化湿的同时，应注意补肝肾益气血。其中桂枝芍药知母汤的病机为风寒湿痹阻日久，化热伤阴，表现为肢节疼痛，关节肿大，身体瘦弱，与现代类风湿关节炎表现有相似之处。本方以桂枝芍药知母汤为基础加减，方中白术配川乌温经散寒，祛寒湿痹痛，为君药；桂枝、防风透邪达表、温散风寒，为臣药；佐以芍药、知母和阴防热燥，生姜、大枣调胃和中，共奏祛风利湿，温经散寒，清热养阴之功。防己祛风湿止痹痛。袁教授认为治疗类风湿关节炎证属顽痹者，患者已有关节形变，疼痛剧烈的表现时，须加入蜈蚣、全蝎、乌梢蛇等虫药，起到活血化瘀，搜邪通络的作用。

加减：关节多处形变，病程日久，疼痛剧烈，痛处固定，舌质暗红，苔白，脉滑者，加土鳖虫、炮穿山甲；病程短，关节无形变，主要以疼痛为主，舌淡苔白，脉沉细者，可酌加川芎、乳香、没药、鸡血藤。

【病案】周某，女，61岁，2018年4月19日就诊。

主诉：全身骨节疼痛半个月，现肩关节、膝关节、胸椎关节及指关节肿胀压痛，得热痛缓，指趾关节变形，活动受限，体型瘦小，食少，长期浸泡冷水，舌暗红，少苔，脉弦滑。抗SSA抗体、抗SSB抗体均为阳性，抗环瓜氨酸肽抗体：1201.22 RU/mL↑，类风湿因子48.4 U/mL（↑）。

中医诊断：寒痹，风寒湿痹证；西医诊断：类风湿关节炎。

治法：温经散寒，逐瘀通经。

处方：桂枝10 g，白芍20 g，生姜10 g，大枣10 g，制川乌10 g，知母12 g，炒白术15 g，防风10 g，乳香10 g，没药10 g，鸡血藤15 g，甘草 6 g。14 剂，每日 1 剂，分 2 次服。

【按语】袁教授认为"脾胃乃气血生化之源"，脾胃虚则气血匮乏，脉道失养，若又过劳伤精耗气，兼外邪侵袭，则易发病。而方中有桂枝加芍药汤一则温中阳，理脾胃，生发中焦之阳气，使气血生；配伍桂枝使气血布达四肢，配伍制川乌祛里寒，再佐以活血祛瘀之药使旧血祛新血来，共奏扶正祛邪之意，则疼痛可止，临床效果尚可。

7. 蠲痹痛风汤

【组成】桃仁，红花，土鳖虫，当归，川芎，羌活，独活，桑寄生，黄芩，黄柏，甘草。

【功用】清热解毒，活血通络。

【主治】痛风性关节炎，风湿热痹证。

【方解】痛风性关节炎中医认为其病机为热与血搏，经络瘀阻，脉道不利，痰浊血瘀阻滞关节经络。本方中当归、川芎、桃仁、红花、土鳖虫养血活血，通络止痛，为君药；臣以黄芩清热燥湿解毒，黄柏归肾经退骨热，能清利关节中之湿热邪气，缓解痛风急性期红肿热痛等炎性症状；佐以羌活、独活其味雄厚，芳香辛散，宣通百脉，袁教授认为非此气雄味烈之品不能直达病所透邪外出；桑寄生补肾强腰，祛风通络，现代药理研究证明：桑寄生可促进骨保护蛋白表达，有利于受损的关节恢复。甘草调和诸药。

加减：痛风发生在上肢者，加桑枝、威灵仙引药上行；发生在下肢，湿甚关节肿胀者，加牛膝、苍术、茯苓、薏苡仁、防己；关节怕冷恶风，疼痛较剧烈，舌淡苔白，脉紧者，加防风、桂枝、制川乌。

【病案】蔡某，男，79 岁，于 2019 年 11 月 21 日就诊。

主诉：左侧脚踝疼痛 20 余年，加重 3 日。现左侧踝关节肿大，发热，痛不可触，指关节多处有痛风结石，腰膝酸软，不能久立，小便黄，大便结，舌淡紫，苔薄润，脉弦滑数。

中医诊断：痹证，风湿热痹证；西医诊断：痛风。

治法：清热利湿，活血止痛。

处方：姜黄 15 g，赤芍 12 g，黄芪 20 g，桃仁 10 g，红花 12 g，土鳖虫 10 g，当归 10 g，炒白术 12 g，桂枝 10 g，威灵仙 15 g，川芎 10 g，黄柏 12 g，甘草 6 g。7 剂。

【按语】痛风多因过食肥甘厚味，脾虚湿困，运化失常，水湿内停，郁而化热所致。当患者主要以肢体关节疼痛，痛处焮红灼热，痛不可触为表现时，应急则治其标，治疗应以清热利湿，通络止痛为主。当患者主要以痛风结石、关节活动不利；肢体关节红肿发热疼痛不甚时，当缓则治其本，治疗应以健脾化痰利湿，剔络散结活血为主。

8. 蜈蝎定痛汤

【组成】蜈蚣，全蝎，柴胡，白芍，蔓荆子，钩藤，石膏，葛根，乌药，黄芩，甘草。

【功用】熄风止痉，祛风清热。

【主治】三叉神经痛急性期，风中经络证。

【方解】三叉神经痛属中医学"面痛""偏头痛"与"偏头风"范畴，是一种神经痉挛性疼痛。本方主要从清热、熄风、止痉三方面用药达到止痛的目的。蜈蚣、全蝎熄风止痉，通络止痛为君药；蔓荆子、钩藤能清肝热，清利头目止痛，为臣药；乌药行气止痛；其余诸味药是柴葛解肌汤的主方，本用于治疗风寒未解，入里化热的太阳表证，而此处袁教授认为三叉神经痛急性期多由于风寒邪气直中经络，且患者多伴有急躁易怒，患处烧灼、刺痛、红热的症状，并且三叉神经痛处与足少阳胆经循行部位重合，运用柴葛解肌汤宣透胆腑郁热，综上所述其症状及病机符合柴葛解肌汤的使用标准。

加减：脸色苍白，唇、舌、爪、甲色淡，脉虚者，可加生地黄 20 g，川芎 12 g；有明显鼻塞流涕，头痛项强，舌淡，苔薄，脉浮者，可加荆芥穗 12 g，白芷 12 g；眩晕，头痛，面部肌肉颤动明显，脉弦者，可加天麻 15 g，僵蚕 9 g。

【病案】曹某，女，71 岁。

主诉：右侧面颊疼痛反复发作 1 年。现下颌关节活动时右侧面部疼痛明显有烧灼、刺痛感，且伴有面部肌肉抽搐、颤动，遇寒加重，得温则舒，平素性情急躁易怒，心烦，口苦，舌红苔黄，脉弦紧数。

中医诊断：偏头痛，风中经络证；西医诊断：三叉神经痛急性期。

治法：祛风散寒，熄风止痉。

处方：蜈蚣 2 条，全蝎 6 g，柴胡 10 g，白芍 20 g，蔓荆子 12 g，钩藤 15 g，石膏 12 g，葛根 12 g，乌药 10 g，黄芩 10 g，甘草 6 g。

【按语】此方运用了异病同治的思想，针对外感风寒邪气、郁而化热的病机，以柴葛解肌汤为基础，结合《黄帝内经》"诸风掉眩，皆属于肝"的理论，加入熄风止痉的全蝎和蜈蚣，再配伍乌药能温通上下诸气，如此配伍后对此类三叉神经痛急性发作，证属风中经络者，疗效较好。

9. 芎蔓头痛散

【组成】川芎，蔓荆子，白芥子，郁李仁，柴胡，白芍，薄荷，木香，白芷，细辛，蜈蚣，甘草。

【功用】祛风散寒，通络祛瘀，豁痰利窍。

【主治】血管神经性头痛，脉络亏虚、风寒袭络证。

【方解】血管神经性头痛属于紧张型头痛和偏头痛的范畴，是以颅内血管舒缩功能障碍为主要特征的头痛综合征。本方根据清·陈士铎《辨证录》中散偏汤（白芍、川芎、郁李仁、柴胡、白芥子、香附、甘草、白芷）为基础，加入散寒止痛之细辛，熄风逐瘀止痛之蜈蚣，清肝热利头目止痛之蔓荆子，易香附为薄荷增强药力轻清上行之功。方中川芎为血中气药，可上通于巅顶，下达于气海，祛风止痛，祛瘀通络，重用为主药，服用后能驱散偏头风之疼痛；白芷祛风散寒，且有止头痛之长；郁李仁理气解郁，为辅药；柴胡引药入于少阳，且可载药升浮，直达头面；白芥子引药深入，直达病所，兼有通窍豁痰之功；白芍敛阴而防辛散太过，又有缓急止痛之长，皆用为佐药；使以甘草缓急，调和诸药。诸药合用，疏散风寒之中兼有通络祛瘀之功，疏达气血之中又寓祛痰通窍之用，且发中专攻，通中有敛，相互为用，各展其长。

加减：头痛如锥如刺如灼者，加僵蚕、生石膏，将蜈蚣研粉末冲服。

【病案】刘某，女，62岁，2020年6月18日就诊。

主诉：头顶痛反复发作1年。头痛持续性发作，怕风，神疲乏力，伴有体位性眩晕，面色苍白，食少，舌淡苔白，脉沉细。

中医诊断：偏头痛，脉道空虚、风中经络证；西医诊断：血管神经性头痛。

治法：和营养血，祛风散寒，温经止痛。

处方：川芎30 g，蔓荆子10 g，白芥子6 g，郁李仁10 g，柴胡10 g，白芍12 g，薄荷10 g，木香10 g，白芷10 g，细辛3 g，蜈蚣1条，甘草6 g。14剂。

【按语】此方与蜈蝎定痛汤区别在于，本方强调和营养血，补充空虚的脉道，患者可有心悸，失眠，面无光泽，神疲体弱，唇舌爪甲色淡，脉沉细无力等症，重用川芎引血上荣头目；而后者着重在熄风止痉且有清热的功效，患者多见肌肉颤动，局部肌肉烧灼样疼痛，头摇肢颤，眩晕欲仆，性情急躁易怒，大便结，舌红苔黄，脉弦数。

10. 参芪血厥汤

【组成】红参，黄芪，益智仁，乌药，沉香，柴胡，白芍，桃仁，红花，当归，川芎，鸡血藤，枸杞子，杭菊花，石菖蒲，甘草。

【功用】益气养血，疏肝缓急，化痰开窍。

【主治】血管迷走性晕厥，气血亏虚、络脉失养证。

【方解】晕厥是由于大脑缺乏氧和营养物质，可由大脑供血减少引起，或由于神经系统异常引起调节血液循环的能力受限导致，如小肠痉挛性疼痛兴奋迷走神经引起心率减慢，心脏收缩力减弱而导致晕厥。本方一方面用红参、黄芪、当归、川芎、枸杞子益气补血，恢复血容量；又用桃仁、红花、鸡血藤活血通络，旧血祛则新血生，补血而不留瘀；石菖蒲、益智仁化痰醒脑、开窍健脑，现代药理研究表明二者有保护脑神经、抗细胞凋亡、清除自由基抗衰老的作用；沉香、乌药温中焦理肠道气滞，舒张肠道平滑肌防止痉挛性疼痛引起迷走神经兴奋所导致的晕厥；杭菊花、柴胡、白芍养肝阴，疏肝气，清肝火，则肝阴得养，肝阳得舒，调畅全身气机。甘草补益和中。诸药合用，共奏益气、疏肝、化痰之功效。

加减：若兼有外伤瘀血者，加土鳖虫、蜈蚣、水蛭、炮穿山甲。

【病案】刘某，女，13岁，2019年5月29日就诊。

主诉：头晕昏厥反复发作2年。阵发性头晕，每日1次，发作时视物模糊，面白、出汗、心慌，甚则昏厥，意识散失，但持续时间短，通常10秒内可自我缓解，体型瘦小，面色偏白，精神欠佳，血压100/68 mmHg，舌质淡红，苔薄，脉滑小数。

中医诊断：眩晕，气血两虚证；西医诊断：血管迷走性晕厥

治法：益气补血，温中行气。

处方：红参8 g，黄芪20 g，益智仁10 g，乌药8 g，沉香2 g，柴胡8 g，白芍12 g，桃仁8 g，红花8 g，当归10 g，川芎6 g，鸡血藤15 g，枸杞子10 g，杭菊花6 g，石菖蒲10 g，甘草2 g。7剂，水煎服，每日1剂，分3次服。

二诊：患者服药后，发作频率减少，时间缩短，每周发作2～3次，面色苍白，汗多，心率快，舌淡红稍暗，苔薄白，脉滑小数。

治法：益气补血，通络止眩

处方：红参8 g，黄芪12 g，益智仁10 g，乌药8 g，柴胡10 g，白芍12 g，桃仁6 g，红花6 g，竹茹6 g，川芎6 g，土鳖虫6 g，甘草6 g。7剂，水煎服，每日1剂，分3次服。

【按语】该病多发于青少年，女性多于男性，患者常有精神压抑，情绪低落的表现，因此袁教授在重视补益气血时兼顾疏肝理气，是老师在配方时的一大特点。正所谓"气行则血行，气滞则血瘀"。

11. 荆防祛湿汤

【组成】荆芥，防风，蝉蜕，生地黄，当归，黄芩，黄柏，栀子，生石膏，苦参，苍术，白鲜皮，地肤子，甘草。

【功用】发表祛湿，清热养血。

【主治】泛发性湿疹，湿热郁肤证。

【方解】 患此类湿疹者体内多有湿热内郁的表现，如平素嗜食烟酒，汗出不爽、黏腻，皮肤油脂多，小便黄，大便稀溏，舌淡苔黄腻，脉滑数。根据"同气相求"理论，故湿疹多发于气候炎热潮湿的夏季。方中荆芥、防风发表祛湿，配伍蝉蜕清热透邪；苍术燥湿健脾，使水液得运；黄芩、黄柏、苦参、白鲜皮味苦性寒皆能燥湿清热，配伍栀子能清三焦火热，生石膏能清里热，地肤子利尿通淋，二者配伍能使湿热从小便而去；湿热浸淫，易耗伤阴血、瘀阻血脉，故以当归、生地黄养血活血；甘草清热解毒，和中调药。全方以祛湿、清热、养血为主，祛邪之中，兼顾扶正，使湿热得清、血脉调和，则痒止疹消。

加减：老年人长期皮肤瘙痒，夜晚更甚，舌暗红，苔少，脉弦滑者，加乌梢蛇、僵蚕；皮肤泛起水泡，溃破后流液不止，瘙痒严重者，加蛇床子。

【病案一】 周某，女，51岁，2020年7月23日就诊。

主诉：臀部、双下肢瘙痒2个月余。臀部、双下肢、耳道内泛起红疹，呈块状分布，边界清楚，流黄色液体，口干，小便黄，大便不爽，平素性情急躁易怒，舌质淡红，苔黄腻，脉沉弦。

中医诊断：湿疹，湿热郁肤证；西医诊断：泛发性皮炎。

治法：清热燥湿止痒

处方：荆芥12g，防风12g，蝉蜕10g，生地黄20g，当归10g，黄芩10g，黄柏15g，栀子10g，生石膏15g，苦参10g，苍术15g，白鲜皮15g，地肤子15g，甘草6g。14剂。

【病案二】 何某，男，87岁，2019年8月28日就诊。

主诉：全身瘙痒反复发作7年。瘙痒处有皮疹色红如粟或完好无损，不流液，遇热加重，夜晚严重，体型偏胖，口干，小便多，大便黏腻，舌暗红，苔薄腻，脉沉弦小滑。

中医诊断：湿疹，阴虚内热证；西医诊断：老年性皮肤瘙痒症。

治法：祛风清热，燥湿止痒。

处方：乌梢蛇10g，荆芥10g，防风10g，蝉蜕10g，生地黄15g，当归10g，黄芩10g，栀子10g，生石膏10g，苦参15g，刺蒺藜15g，白鲜皮 15 g, 蛇床子 12 g, 甘草 6 g。14 剂。

【按语】湿疹属湿热内郁者，袁教授通过发表透热、健脾燥湿利尿、苦寒分泄三热、滋阴清热，这四个方面用药将湿热导出体外，临床治愈者不可胜数。而老年性皮肤瘙痒症较湿疹难治，其瘙痒部位走窜不定，通常全身瘙痒，且持续时间长，无论四季皆可发作，袁教授认为此为风邪入络，需用乌梢蛇搜风通络才可驱邪达表，再配伍荆防宣散在肌表的邪气，方可疗此类顽疾。

12. 抗敏皮炎方

【组成】黄芪，炒白术，防风，银柴胡，五味子，乌梅肉，黄精，白鲜皮，地肤子，蒺藜，蝉蜕，甘草。

【功用】扶正固表，养肝涵阳，祛风清热。

【主治】荨麻疹，卫虚外风证。

【方解】荨麻疹的主要表现是反复发作的风团瘙痒。从中医学角度分析，风团为水湿外溢于局部肌肤，不得宣散所致。所以要消除皮肤症状，须宣散潴留于肌表的水湿。因此，袁教授用解表、清热、燥湿、利水、散寒等法，皆是围绕风团水肿形成的来路与去路，使水液得以流动，不潴留于肌表，此谓治其标。张介宾云："凡水肿等证，乃肺、脾、肾三脏相干之病。盖水为至阴，故其本在肾；水化于气，故其标在肺；水唯畏土，故其制在脾。今肺虚则气不化津而化水，脾虚则土不制水而反克，肾虚则水无所主而妄行。"因此，还需根据患者体质不同补肺健脾温肾治其本。本方中以玉屏风散为基础，补肺气，祛风解表，既治其标，又补其本；白鲜皮清热燥湿止痒，配伍地肤子利尿通淋，使湿热从小便而出；蒺藜轻扬疏散，祛风止痒，配合蝉蜕宣散透发，透邪止痒；此类荨麻疹常在夜间发作，为阴虚内热所致，故以银柴胡甘寒益阴，清热凉血；五味子五味俱全，以酸为主，生津养阴；黄精甘平，能养肺阴，益肺气；乌梅至酸性平，最能生津液，止烦渴。甘草调和诸药。全方合用，使肺气得补，阴液始足，外邪得祛，内水已消，病自退却。

加减：若体型肥胖，食少腹胀，大便稀溏，舌淡苔白腻，脉滑者，加苍术、茯苓、半夏、陈皮以健脾化湿；若平素体虚，怕冷，畏风，风团色白，舌淡，脉虚者，加麻黄、升麻。

【病案】彭某，男，51岁，2020年3月19日就诊。

主诉：皮肤瘙痒半年，皮肤泛起红疹，呈片状分布，发无定处，持续半小时左右可自行消退，常在夜晚睡眠时发作，体型偏瘦，口干，小便黄，大便结，舌淡红，苔黄，脉细数。

中医诊断：荨麻疹，阴虚内热、卫虚外风证；西医诊断：荨麻疹。

治法：补肺益气，祛风清热，透邪止痒。

处方：黄芪20 g，炒白术15 g，防风15 g，银柴胡15 g，五味子12 g，乌梅肉10 g，黄精12 g，白鲜皮10 g，地肤子15 g，蒺藜15 g，蝉蜕10 g，金银花10 g，甘草6 g。7剂，水煎服，每日1剂。

二诊，服药后皮疹发作次数明显减少，红疹颜色变淡白，瘙痒程度减轻，小便清，大便正常，舌淡红，苔白腻，脉滑。

处方：黄芪20 g，炒白术15 g，防风15 g，银柴胡15 g，五味子12 g，乌梅肉10 g，黄精12 g，白鲜皮10 g，蒺藜15 g，苍术12 g，丹参10 g，甘草6 g。7剂，水煎服，每日1剂。

【按语】该患者初诊时热郁肌表，故选用蝉蜕、金银花清热透邪出表；二诊时，表热已清，湿邪尚存，血虚夹热，因此减去透表热之金银花、蝉蜕，而加入通营分，散血热之丹参；燥湿祛浊兼能开肌腠祛风寒之苍术。清代名医徐灵胎曾说"一病必有一主方，一方必有一主药"，袁教授非常赞同这类观点，并补充道"随症行加减"。这则病例便是很好的证明。

13. 紫铜消白散

【组成】自然铜，当归，熟地黄，川芎，生地黄，柴胡，白芍，细辛，炙麻黄，牡丹皮，茯苓，甘草，白鲜皮。

【功用】补益肝肾，活血祛风

【主治】白癜风，肝肾亏虚证

【方解】袁教授认为白癜风主要病因为肝肾亏虚，精血不足，复感外邪或饮食失调引起。其肾精亏虚是发病基础,气血失和是致病关键。方中以六味地黄汤的组方思想,同时使用生地黄和熟地黄益精生血,当归、川芎补血活血,牡丹皮泻心肝伏火,凉血退热;茯苓淡泻脾中湿热,交通心肾。因本病治疗时间长,患者心理负担重,情绪低落压抑,袁教授常在处方中运用柴胡、芍药疏肝气,养肝血,调畅一身气机,则气血和调。现代研究表明白癜风患者血液和皮肤中的铜或铜蓝蛋白值明显低于健康人,因此加入自然铜,增加体内铜离子浓度;麻黄、细辛、白鲜皮三者针对外因而设,能祛外感风寒邪气,内除湿热痹阻;甘草调和诸药。全方合用,共奏补肝肾、活血祛风之功效。

【病案】龙某,女,48 岁,于 2019 年 8 月 7 日就诊。

主诉:皮肤白斑反复发作 1 年,常在经期后加重,经期 8 日,量多,食纳少,睡眠欠佳,怕冷,自汗,易感冒,大便稀溏,脸色白,体瘦,情绪低落,舌淡红,苔白腻,脉沉细。体查:现右手臂有两处 10 mm 大小白斑,无不适。

中医诊断:白癜风,气血不足、外风湿郁证;西医诊断:白癜风。

治法:补气调血,祛风除热。

处方:自然铜(先煎)15 g,当归 12 g,熟地黄 20 g,川芎 10 g,生地黄 20 g,柴胡 10 g,白芍 20 g,细辛 3 g,炙麻黄 10 g,牡丹皮 15 g,茯苓 15 g,甘草 6 g,白鲜皮 15 g。

【按语】该患者自诉白斑发展进程与月经期有明显关系,袁教授认为其一可能与内分泌激素水平变化相关,其二与气血不足有关。因此,对此类证型的白癜风患者从补益精血,疏肝理气着手切中病机,坚持服用 3 个月可见成效。

14. 乌附星香汤

【组成】制川乌,白附子,细辛,胆南星,木香,红花,当归,川芎,钩藤,天麻,黄芪,全蝎,僵蚕,甘草。

【功用】温经散寒,祛风止痉,活血通络。

【主治】面神经麻痹、周围神经性面瘫,风中经络证。

【方解】《女科证治准绳》说："偏风口㖞是体虚受风，风入于夹口之筋也。足阳明之筋，上夹于口，其筋偏虚，风因虚而乘之，使其筋偏急不调，故令口㖞僻也。"可见古人认为该病是由于络脉空虚受风而得，又因寒性收引，经脉痉挛，导致面肌向患侧歪斜。因此袁教授认为该病的病因是络脉不足，风寒中络，络脉闭郁，治以辛温发散逐风寒与顽痰，补养气血调营卫，平肝息风以舒筋。方中制川乌、白附子、细辛、木香属辛温之品，善走而不守，能逐一身风寒之气；配伍胆南星化经络顽痰以祛风止痉；配伍红花、当归、川芎养血活血逐瘀，取其"治风先治血、血行风自灭"之意；配伍钩藤、天麻熄风止痉，祛风通络；"头为诸阳之会"黄芪使气轻清上行，最能行头部之气。诸药合用，共奏温经、散寒、祛风、通络之效。

加减：若肌肉僵痛者，加羌活、独活加强散风祛邪之力；若肌肉抽动较甚者，加白芍、木瓜、石决明以平肝息风，和血舒筋；若内热甚，舌红苔黄腻者，加夏枯草、黄芩、菊花；若治疗两个月以上仍未恢复者，多有痰浊瘀血阻滞经络，可加水蛭、穿山甲逐瘀血，再加白芥子以涤经络顽痰。

【病案】 谭某，女，73 岁。

主诉：面神经瘫痪。现左侧面部偏瘫，左眼睑开阖受限，口角左斜，伴左侧面部肌肉麻木、抽动。舌暗红，苔黄腻，脉沉弦。

中医诊断：口僻（风寒中络，脉络闭郁）；西医诊断：面神经麻痹。

治法：祛风化痰，养血和营，温通经络。

处方：制川乌（先煎）10 g，白附子（先煎）10 g，细辛 3 g，制胆南星 6 g，红花 10 g，当归 10 g，川芎 10 g，生地黄 20 g，赤芍 10 g，钩藤 15 g，天麻 10 g，全蝎 6 g，僵蚕 6 g，黄芪 15 g。7 剂。

【按语】 白附子、僵蚕和全蝎是牵正散的配伍，本以散剂服用，若变为汤剂时可配伍更周全从而使汤药药效更明显，加用四物汤补脉络空虚；用胆南星配伍白附子增强祛风痰、解痉止痛之功；用制川乌和细辛温经散寒、祛风止痛；用天麻、钩藤增强熄风止痉之功效。

15. 蒲玄口疡散

【组成】生蒲黄，蒲公英，生地黄，石斛，麦冬，龟甲，玄参，黄连，黄柏，肉桂，甘草。

【功用】滋阴清热，引火归元。

【主治】复发性口腔炎，阴虚内热、虚火上炎证。

【方解】本方根据反佐疗法和泻南补北的理论而组成。凡属于心营肾阴不足，虚阳无制，浮越于上，表现为上实下虚者，皆能适用。方中生蒲黄、蒲公英、黄连泻心火，麦冬、甘草养心阴，清心热；麦冬、生地黄、石斛、玄参养阴清热；龟甲甘寒，入心肾，养心补血，滋阴潜阳；黄柏苦寒沉降，长于泻相火，《本草衍义补遗》云："檗皮，走手厥阴，而有泻火补阴之功。治口疮有奇功。"肉桂借咸寒滋肾之力，归入肾宅，而安肾阳，以此真阳归原。

加减：若头痛，眩晕，面红目赤，甚则吐血，舌红，苔黄，脉弦滑数者，加牛膝、生牡蛎；若消谷善饥，体形消瘦，五心烦热，颧红盗汗者，加生石膏、知母。

【病案】王某，男，63岁，2018年12月27日就诊。

主诉：口腔溃疡反复发作20余年，加重1日，今日劳累后复发口腔溃疡，舌边尖可见多个米粒大小溃疡，界限清晰，中间有脓点，表面无白斑覆盖，怕风，易感冒，心烦失眠，精神亢奋，腰膝酸软，小便黄，大便结。舌质红，苔白润，脉弦滑。

中医诊断：口疮，心肾不交证；西医诊断：复发性口腔溃疡。

治法：泻心火，滋肾水。

处方：生蒲黄12 g，生地黄15 g，石斛15 g，麦冬20 g，玄参12 g，黄芩10 g，黄柏10 g，当归10 g，牛膝12 g，肉桂（冲服）3 g，防风12 g，荆芥10 g，黄芪20 g，甘草6 g。7剂。

【按语】袁教授认为久病入络，多年的复发性口腔溃疡已入血分，非蒲公英等苦寒清热解毒之药可祛邪，而需性凉之生蒲黄能行血止血才可直达病所，现代研究表明：蒲黄能促进凝血作用，作用显著持久。

16. 参附脉痹汤

【组成】炙麻黄，人参，制附片，细辛，牛膝，熟地黄，鹿角霜，干姜，肉桂，白芥子，当归，络石藤，黄芪。

【功用】温阳补血，散寒通滞。

【主治】血栓闭塞性脉管炎、下肢静脉栓塞，阳虚寒凝证。

【方解】本方从《外科全生集》阳和汤中化裁而来，方中重用熟地黄大补营血为君；鹿角霜收敛止血，养血温阳为臣；干姜破阴和阳，肉桂温经通脉，白芥子消痰散结，麻黄调血脉，通腠理，均以为佐；肺朝百脉，心主血脉，脉道寒凝瘀滞必责其心肺，因此用黄芪配合人参归肺经，大补元气，附片温心阳，细辛解表散寒，配合络石藤通络止痛。当归、牛膝补血活用，并能引药下行。诸药合用，阳回阴消，血脉宣通，用于阴寒之证，犹如离照当空，阴霾四散。

加减：若下肢冷痛，行走更甚，神疲乏力，舌淡，苔薄，脉沉细者，易白参为红参，另加土鳖虫、三棱、莪术；若兼有小便短黄，大便秘结，舌暗红，苔薄，脉弦者，加蒲黄、桃仁、红花。

【病案】卢某，女，79岁，2019年10月30日就诊。

主诉：双下肢冷痛5年，加重1周。近来因气候转凉下肢冷痛剧烈，不能行走，喜温喜按，胸闷气短，神疲乏力，情绪低落，头晕目眩，腰膝酸软，体温偏低，怕冷，精神欠佳，睡眠差，夜尿4～5次，舌质淡红，苔薄腻，脉弦小滑，尺脉无力。下肢血管彩超示：下肢动脉狭窄伴有栓塞。

中医诊断：脉痹，寒凝血瘀证；西医诊断：下肢静脉栓塞。

治法：温阳散寒，逐瘀通络。

处方：红参10 g，制附片（先煎）10 g，蒲黄12 g，三棱10 g，莪术10 g，桃仁10 g，红花10 g，土鳖虫10 g，香附子10 g，炙麻黄10 g，细辛3 g，牛膝15 g，甘草6 g。7剂。

【按语】该患者年事已高，心肾阳虚，血脉不通，阴寒内结，需回阳补气之品温微弱之元阳，通络逐瘀之品散凝滞。此外，患者因阳虚气滞，气滞则血瘀，因此，用血中之气药香附，配合众多温阳之品，可理血行气逐瘀。

17. 麻桂续命汤

【组成】麻黄，桂枝，白芍，大枣，生姜，杏仁，制附片，细辛，络石藤，当归，黄芪。

【功用】调和营卫，扶阳固表，逐瘀通络。

【主治】汗证；脉道空虚，营卫不和证。

【方解】本方为黄芪桂枝五物汤合麻附细辛汤加减。方中以黄芪益气固表；桂枝散风寒而温经通痹，配合络石藤止痛逐瘀通络；芍药养血和营而通血痹，与桂枝合用，调和营卫而和表里；生姜辛温，疏散风邪，以助桂枝之力；大枣甘温，养血益气以资黄芪、芍药之功。麻附细辛汤中用辛温解表药与温里助阳药配合，从而成为助阳解表方剂。麻黄为君药，发汗解表散寒；附子温肾经散寒，补助阳气不足，用之温肾助阳，为臣药；麻黄行表以开泄皮毛，逐邪于外；附子在里以振奋阳气，鼓邪于外，二药配合，相辅相成，既能鼓邪外出，又无过汗伤阳之虞，为助阳解表的常用组合。细辛既能祛风散寒，助麻黄解表，又能鼓动肾中真阳之气，协附子温里，为佐药。三药并用，补散兼施，使外感风寒之邪得以表散，在里之阳气得以维护。

加减：若病在下肢者，加牛膝；头目眩晕，头摇肢颤，脉弦者，加天麻、钩藤；情绪紧张者，加柴胡、薄荷；性格急躁、易怒、烦躁、失眠者，重用白芍，加用酸枣仁。

【病案】周某，女，88 岁，2018 年 7 月 11 日就诊。

主诉：双下肢多汗 30 余年。双下肢乏力、麻木、汗多，上身汗出，动则尤甚，怕热，口干咽燥，烦躁，夏季穿着棉裤，体型瘦小，舌质边光红，苔少，脉沉弦小数。既往无中风史。体查：双下肢皮肤外观肤色、温度正常，痛觉减退。

中医诊断：汗证（营卫不和）；西医诊断：自主神经功能紊乱。

治法：调和营卫，扶阳固表。

处方：桂枝 10 g，白芍 15 g，大枣 10 g，生姜 10 g，炙麻黄 10 g，苦

杏仁 10 g，细辛 3 g，牛膝 12 g，当归 10 g，木瓜 15 g，络石藤 15 g，黄芪 20 g。7 剂，每日 1 剂，分 2 次服。

二诊：2018 年 7 月 18 日，自诉服药后自觉稍有改善，下肢微汗出，但仍觉下肢冷、乏力，余同前。处方：麻黄 6 g，桂枝 10 g，白芍 20 g，大枣 10 g，生姜 10 g，杏仁 10，制附片（先煎）6 g，细辛 3 g，牛膝 12 g，络石藤 20 g，当归 12 g，黄芪 20 g。14 剂，每日 1 剂，分 2 次服。

【按语】对于汗证病因的认识历代医家各有不同，但多从气虚、血虚、湿、阳虚、痰论治。而对于此则病案患者以上身汗出淋漓，下肢皮肤温度正常，但自觉寒冷兼有乏力、麻木的表现，袁教授认为多因老年人阴阳两虚，阳虚则寒，血液停滞，旧血久居，新血不生，导致脉道失养。因此在养营和血，温阳散寒的基础上还需加入引血下行、活血化瘀的药，如络石藤、牛膝、木瓜。此患者服用 21 剂药后，就诊时下身穿着棉绸单裤，心情愉快，自诉服药期间双下肢发热、汗出，随即将棉裤换下也能适应，现已基本无双下肢怕冷的症状。

18. 龙牡定眩汤

【组成】生龙骨，生牡蛎，龟甲，赭石，石决明，磁石，当归，川芎，竹茹，杭菊花，牛膝，甘草。

【功用】镇肝阳，养肝阴，清肝热。

【主治】内耳眩晕症，肝阳上亢证。

【方解】《黄帝内经》云："诸风掉眩，皆属于肝。"本方从镇肝阳息风，养肝阴涵阳，清肝热定眩三方面用药。用众多重镇药物如生龙骨、生牡蛎、龟甲、赭石、石决明、磁石以图镇肝息风，为君药；配伍当归、川芎、牛膝养阴且引血下行，以涵肝阳；再配杭菊花、竹茹清肝热，如此则肝阴得养，肝阳不亢，眩晕可解。

加减：若外感风寒，鼻塞流涕，头痛如裹，舌淡苔白，脉浮紧者，加白芷、细辛、藁本；若体型肥胖，嗜睡困倦，舌胖大，苔白腻，脉滑者，加炒白术、苍术、姜半夏、天麻、茯苓、陈皮；耳鸣如潮者，加蝉蜕。

【病案】刘某，男，56 岁，2019 年 11 月 14 日就诊。

主诉：头晕欲呕反复发作1年。发作时睁眼视物旋转、耳鸣，闭眼感觉自身旋转，随即呕吐，休息后可自行缓解，平素性情急躁，易在情绪波动时发作，嗜食肥甘厚味，舌质红，苔黄腻，脉沉弦。脑CT示：脑白质病变，腔隙性脑梗死。

中医诊断：眩晕，肝阳上亢证；西医诊断：内耳眩晕症。

治法：镇肝息风，滋阴清热。

处方：生龙骨20 g，生牡蛎20 g，龟甲10，赭石15 g，石决明15 g，磁石15 g，当归10 g，川芎10 g，竹茹15 g，杭菊花15 g，牛膝15 g，蝉蜕10 g，白芷10 g，甘草6 g。7剂。

【按语】 袁教授将内耳眩晕症的中医证型归属于两大类，一类属于痰浊上扰，一类属于肝阳上亢，此方则是针对肝阳上亢证而设立，患者有阳亢于上，阴亏于下的特征，以面红目赤，性情急躁易怒，头目眩晕，腰膝酸软，小便黄，夜尿多，血压高，脉弦滑为特点，但需注意的是，方中含有大量矿石及贝壳类药物，此类药物性多咸寒，因此脾胃虚弱的人服用后容易腹泻，可适当配合枳术丸以及炒麦芽、建曲等理气健脾的药物，可减轻药物的副作用。

下 篇

———— ✿ ————

　　勤学古训，博采众方，袁肇凯教授从事临床医疗、科研、教学40 余年，潜心研究中医经典及内科疾病，积累了丰富的临床经验，对内科各种疾病有自己独特的见解并借鉴现代医学检查手段，对多种疾病以中医辨证治之，擅长于中医、中西医结合治疗冠心病、心律失常、原发性高血压、心力衰竭、心肌病、中风、眩晕等各类内科疑难杂症。

1. 临床经验

　　认为冠心病的病机为本虚标实，本虚责之于心气阴虚、阳虚，标实责之于寒凝、气滞、痰阻、血瘀，且诸邪每多夹杂，主张补通二法作为本病防治的重要原则，以自拟方"宣痹舒心丸"益气养阴，温阳活血，以促进血脉循行流畅。心律失常辨证的关键在于分清阴阳属性，快速性心律失常辨证多为心气阴虚证，缓慢性心律失常辨证多为心阳气亏虚证，或心脾两虚证。慢性心力衰竭为本虚标实之证，本虚为气虚、阳虚，标实为血瘀、水饮、痰浊。主张温通二法作为本病防治的重要原则，以自拟方"温肾强心汤"温通心肾，益气化瘀，温阳利水。

　　将咳嗽病因归纳为外感六邪和内伤五脏。主要病机为外邪袭表、肺气失宣、气机上逆，临床常见证型以风寒袭肺、痰浊壅肺、痰热郁肺为主。在处方用药上衷中参西，既坚持中医辨证施治的特色，又参考现代药理研究结果，药简而效专，常有平淡之中见新奇的疗效。

　　将痹痛分为风寒湿痹、风湿热痹、顽痹三型，其辨证的关键在于分清风寒湿痹与风湿热痹。并按照疾病不同阶段和临床症状，注重

"以温为养，以通为顺，攻补兼施，病证结合"的辨治原则。以自拟方"芍草骨痹汤"滋补肝肾、祛邪止痛，治疗风寒湿痹；以自拟方"蠲痹痛风汤"清热燥湿、祛风活络，治疗风湿热痹；以自拟方"脂地节炎汤"补益肝肾、行气活血，治疗顽痹。

袁教授擅用整体观念及中医辨证论治思想诊疗疾病，灵活运用经方，补通结合，标本兼治，简而精当，方小力宏。通过对袁教授治疗多种疾病的临床经验及用药规律进行总结，有助于袁教授学术思想的传承和发展。但本书对袁教授的治疗相关疾病的经验总结主要集中在肺系疾病、心系疾病等，对其他疾病未做相关阐述；数据挖掘主要集中在聚类分析、因子分析，且传承辅助平台用之甚少，今后可与多种统计学方法相结合，扩大样本量，多学科交叉融合，以总结更多的临床经验，助名老经验的传承。

一、袁肇凯临证经验荟萃

（一）袁肇凯教授论治咳嗽经验

　　【摘要】 本文主要从中西医病因病机、辨证诊断、处方用药特色思路上解析袁教授治疗咳嗽的经验。袁教授认为咳嗽外可由风寒暑湿燥火等邪气入肺而发，也可由脏腑内伤，虚劳而咳；在辨证中不但要明确外感或内伤，还需诊断出是否为上呼吸道感染、支气管炎症、肺部感染等其他病因。在处方用药上注重衷中参西，既坚持中医辨证施治的特色，又基于现代药理研究结果，药简而效专，常有平淡之中见新奇的疗效。

　　咳嗽是多种肺系疾病所表现的症状之一，从西医诊断可知急性上呼吸道感染、支气管炎、慢性阻塞性肺疾病、肺部感染等疾病均可引起咳嗽，而病因又不尽相同。从中医病因病机分析，外邪侵袭及内伤脏腑都可引起咳嗽，《素问·咳论》谓"皮毛先受邪气，邪气以从其合也""五脏六腑皆令人咳，非独肺也""五脏六腑之咳皆聚于胃，关于肺"均说明外邪犯肺可以致咳嗽，其他脏腑受邪，引起功能失调也可导致咳嗽，咳嗽不仅限于肺，但与肺又密切相关。《素问·宣明五气》云"五气所病，肺为咳"说明咳嗽是肺系疾病的主要症状。

　　袁教授是首届国家中医药名师，师承全国首批名老中医专家郭振球教授临床及学术经验，将咳嗽病因归纳为外感风、寒、暑、湿、燥、火邪气和内伤五脏失调，其中又以外感风邪袭表为主，或夹寒、夹热、夹暑湿之气等证。主要病机为外邪袭表、肺气失宣、气机上逆，久咳则耗气伤精，引起肺气亏虚，痰浊内蕴，若兼年迈体虚则或有肾不纳气之证。

　　袁教授通过望闻问切的方式诊断病位及判别所属中医证型。望诊内容包括：咽喉（扁桃体是否肿大、化脓，咽喉壁是否有淋巴滤泡增生，咽喉壁血管是否充血扩张）、舌质（包括颜色、舌形）和舌苔；闻诊内容包括咳嗽的声响、频次，呼吸的频率，痰鸣音以及肺部听诊情况；问诊内容包括痰量、痰色、痰液黏稠程度、夜晚是否咳嗽、夜晚小便次数等。以下列举 5 个以咳嗽为主症的病例，分析临床诊断辨证思路、中医分型、中医治法以及处方用药规律。

1. 小儿肺炎（邪热壅肺证）

患者李某，男，3 岁。家长代诉咳嗽、咯吐脓痰、色黄味腥臭 3 天，现同时伴有高热、大汗、精神疲乏，流脓涕，食欲不佳。体查：体温 39.5 ℃，双肺呼吸音增粗，肺部可闻及散在痰鸣音，小腹稍膨隆，舌质红，苔黄腻，脉滑数。此类咳嗽常由外感邪热疫毒，由表及肺。邪毒袭表，卫气抗邪，邪正相争则高热大汗；毒邪入里损伤肺络则发为咳嗽，热毒壅肺，痰浊内生则咳吐腥臭脓痰。因此常辨此类咳嗽属实证，病位在肺，初步诊断为：急性肺炎，证属邪热壅肺证，治法宜宣肺泻热，化痰止咳，处方：清降肺炎汤。常用药有：炙麻黄 5 g，苦杏仁 6 g，生石膏 20 g，制大黄 4 g，黄芩 8 g，连翘 8 g，紫苏子 6 g，白前 8 g，槟榔 6 g，淡竹叶 5 g，桑白皮 8 g。方中以麻杏石膏汤为主清宣肺热，配以大黄、黄芩、桑白皮苦寒之药泻肺中已结之实热，连翘、淡竹叶疏风清热，解表之热邪，淡竹叶还能通利小便而泻热；紫苏子、白前辛苦温，解表散寒又可宽中理气止咳，解表寒之症；针对小儿食欲不佳、腹部膨隆，袁教授考虑或由食积生热导致，特配伍槟榔，其意在于肺与大肠相表里，腑气通则肺气宣，与大黄相须为用消积导滞，通利腑气，开宣肺气，把脏腑表里相应这一思想紧密结合临床，处方用药常立奇功。

2. 小儿气管炎（寒痰犯肺证）

患者王某，男，2 岁。家长代诉咳嗽、恶寒、怕风、流涕 2 日，现咳嗽痰白，量多，流清涕，恶寒，厌食。体查：呼吸音正常，咽后壁血管充血扩张，伴有淋巴滤泡增生，扁桃体无肿大、无脓斑，肺部少量湿啰音，舌淡红，苔薄白，脉浮紧。此类咳嗽多由风寒袭肺，肺气被郁所致，咽喉又为肺道，体查提示病位在咽喉部及气管，诊断为气管炎，证属寒邪束表，卫阳不宣，治法宜解表散寒，宣肺止咳。处方为三白止嗽散，常用药物：白前5g，百部3g，桑白皮5g，杏仁3g，紫苏叶3g，前胡5g，紫菀5g，地骨皮5g，款冬花5g，茯苓5g，甘草2g。方中百部、紫菀、款冬花为君药，三者都归肺经，性温，化痰兼润肺，善于止咳化痰，无论寒热虚实、新久咳嗽都可相须使用；白前和前胡两者相须为用，均能降气化痰，尤善治肺气上逆，咳嗽痰多；紫苏叶辛温，解表散寒，宣发肺气，苦杏仁苦温而润，降利肺气，润燥止咳，二者与前胡相配既可助紫苏叶轻宣达表，又助杏仁降气化痰；在众多辛温的药物中，配伍性甘寒的桑白皮、地骨皮，一可平和药性，二来可以防止久咳肺气郁闭而生热进一步发展为入里化热痰热壅肺之证，为未病先防之意；小儿伴有脾虚食少、厌食之症，加入5g茯苓既健脾治疗脾胃虚弱又可渗湿化痰而止咳。

3. 慢性咽炎（痰滞咽膈证）

患者李某，男，58岁。主诉为干咳、少痰、咽痒，伤风感冒十余日。现已无头痛、发热、全身疼痛、恶寒怕冷等症状，夜咳较剧烈，痰少，黏稠，难咳。体查：咽后壁血管充血扩张，伴有淋巴滤泡增生，呼吸音正常，肺部无干湿啰音，舌淡红，苔薄白，脉弦滑。辨此咳嗽病位在咽喉，诊断为慢性咽炎，证属外邪袭表，痰滞咽膈，治法宜滋阴清咽，化痰止咳。处方为清痰咽咳散：南沙参12g，化橘红12g，牛蒡子12g，苦杏仁10g，法半夏10g，甘草6g。方中南沙参甘润，养阴清肺兼能化痰；化橘红辛、苦、温，理气化痰尤善治疗喉痒痰多；牛蒡子辛、苦、寒，宣肺祛痰利咽，三药配伍共兼滋阴宣肺祛痰之功；再兼法半夏和苦杏仁降气止咳，化痰平喘之功。若夜晚咳嗽加剧，更兼五心烦热、潮热盗汗为肺阴虚有热，阴病入阴之更甚，宜补阴养肺，可加麦冬、知母、天花粉；或兼咳声高亢多为热入血分，热邪伤肺，治宜清泄肺热，清营凉血，可加桑白皮、地骨皮、地龙；若儿童服药，可将药物剂量减半，易法半夏为薏苡仁8g，茯苓8g，生姜汁5滴，既可取健脾化痰之功，又巧避半夏之毒。

4. 肺部感染（寒热犯肺证）

患者刘某，男，50岁。主诉为咳嗽、咽痛、咽痒5天。现咳嗽频繁声粗，晨起痰黄难咳，咽痛，稍有恶寒身热感。体查：咽后壁血管充血扩张，伴有淋巴滤泡增生，扁桃体Ⅱ度肿大，呼吸音正常，肺部可闻及湿啰音，舌淡红，苔薄黄，脉浮数。此类咳嗽多外感风邪夹寒热之气损伤肺络，故既有恶寒发热之症，又有痰黄咽痛，咳嗽声粗之症，因此辨此咳嗽病位在肺道（咽喉部）及肺部，诊断为肺部感染，证属寒热犯肺，治法宜疏风散寒，清热止咳。处方为：清散止咳汤，常用药物：紫苏叶10 g，前胡12 g，牛蒡子10 g，枇杷叶12 g，五味子15 g，地龙6 g，蝉蜕10 g，麻黄8 g。方中紫苏叶辛温，解表散寒并能化痰止咳；针对患者咳黄痰、咳声剧烈，咽痛、故加入前胡、牛蒡子、枇杷叶、蝉蜕、地龙皆性寒之品，能清肺热而止咳，且蝉蜕有清热利咽之功，地龙尤善治邪热壅肺，喉中哮鸣有声之咳嗽；最后配伍性温麻黄，发汗解表，既可解未散之表邪，又能宣肺平喘，与酸甘五味子配伍，还可共奏敛肺止咳之效。

5. 慢性支气管炎（痰浊壅肺证）

患者张某，男，65岁。主诉为咳嗽几余年。近来因感寒后加重，现咳嗽，晨起咳嗽明显，痰多，色白，成泡沫样，白天症状稍有缓解，无恶寒发热、身痛等全身症状。体查：呼吸音增粗，肺部闻及散在湿罗音，舌质偏暗，苔薄白润，脉滑。此类咳嗽多由肺气失宣，脾失健运，气道不通，痰湿内阻而发，辨此咳嗽病位在气管及支气管，诊断为慢性支气管炎，证属本虚标实之痰浊壅肺，治法宜宣肺化痰，止咳平喘。常用药物有：白芥子6 g，葶苈子6 g，紫苏子10 g，炙麻黄10 g，苦杏仁10 g，细辛3 g，陈皮10 g，法夏10 g，甘草3 g。方中以三子养亲汤为主方温肺化痰，因患者无脘腹胀满，食积难消等症状去莱菔子消食导滞之效，而改用葶苈子泻肺平喘祛痰；炙麻黄和细辛现代药理研究表明两者皆能舒张支气管平滑肌从而达到解痉平喘，祛痰镇咳的效果；另配伍二陈汤燥湿祛痰，理气和中；最后配伍苦杏仁味苦降泄，既可宣肺又能肃降肺气从而止咳，全方解痉理肺，祛痰止咳，配伍严谨，常有奇效。配伍加减：若兼有痰黄、舌苔黄腻明显者，可加瓜蒌皮 10 g，款冬花 12 g，浙贝母 12 g，黄芩 12 g，清热化痰止咳。

笔者有幸跟从袁肇凯教授接诊，学习老师临证处方用药经验及灵活运用中西医理论诊断疾病，如：麻黄附子细辛汤以温肾扶阳解表为主，主治阳虚外感风寒邪气而发热，恶寒甚剧，虽厚衣被而其寒不解，神疲欲寐等症。而现代研究发现麻黄附子细辛汤有免疫调节作用并能解痉平喘，因此可以加减运用于治疗因气管、支气管痉挛咳嗽；麻黄单独一味药有对抗血瘀证形成的作用，而麻黄附子细辛汤还有镇痛抗炎的作用，因此又可以加减运用于治疗因下肢动静脉栓塞引起下肢无力、疼痛等症状。同时，我们还运用炙甘草汤合麻附细辛汤治疗窦性心动过缓，效果显著，文献中也多见报道。综上所述，袁肇凯教授衷中参西，既体现中医辨证施治原则，又结合现代药理研究，使疗效更加客观，对临床有指导意义。

参考文献

[1] 梁学清，李丹丹. 细辛药理作用研究进展 [J]. 河南科技大学学报（医学版），2011，29（04）：318-320.

[2] 黄玲，王艳宁，吴曙粤. 中药麻黄药理作用研究进展 [J]. 中外医疗，2018，37（07）：195-198.

[3] 刘春红，裴云芳，侯媛媛. 麻黄附子细辛汤研究进展 [J]. 山东中医杂志. 2016，35（03）：270-273.

[4] 吴雪荣. 麻黄药理作用研究进展 [J]. 中国中医药现代远程教育，2010，8（05）：173.

[5] 王文睿. 炙甘草汤合麻黄附子细辛汤对窦性心动过缓治疗的效果研究 [J]. 临床医药文献电子杂志，2017，4（49）：9671-9674.

[6] 李伟. 炙甘草汤合麻黄附子细辛汤治疗窦性心动过缓53例 [J]. 现代中医药，2011，31（01）：8-9.

（由李欣春、胡志希撰）

（二）袁肇凯教授论治阻塞性肺气肿经验

【摘要】本文主要从病因病机、辨证论治、处方用药3个方面阐明袁肇凯教授治疗肺胀的临床经验。袁教授认为肺胀主要病机在于肺气郁闭、肾不纳气，治疗大法为肺脾肾并治，治宜宣肺气、健脾气、补肾气。

阻塞性肺气肿（obstructive pulmonary emphysema，以下简称肺气肿），是指系终末细支气管远端部分（包括呼吸性细支气管、肺泡管、肺泡囊和肺泡）膨胀，并伴有气腔壁的破坏，是许多慢性肺部疾病的终末阶段。多因工业化大气污染、吸烟等不良习惯，导致肺气肿发病率居高不下。该病发病慢，病程长，若不及时治疗，甚者可发生呼吸衰竭和心力衰竭，严重危及患者生命。

中医并无"肺气肿"的病名，根据其发病特点可归属于"肺胀""咳嗽""哮病""喘证""痰饮"等。袁肇凯教授认为，肺气肿是呼吸系统疾病发生发展到后期的复杂病理阶段，咳嗽经久不愈以至发为慢性支气管炎，继而进一步进展成为肺气肿；其病机为肺气郁闭、肾不纳气，治宜肺脾肾并治，即宣肺气、健脾气、补肾气。现将袁教授治疗肺气肿的用药经验总结如下，以供同道共飨。

1. 病因病机分析

《黄帝内经》首次提出肺胀的病名，《灵枢·胀论》云："肺胀者，虚满而喘咳。"《灵枢·经脉》又云："肺手太阴之脉……是动则病肺胀满，膨膨而喘咳。"张仲景《金匮要略》中也有"咳而上气，此为肺胀，其人喘，目如脱状"。另有描述支饮之症状"咳逆倚息，气短不得卧"亦可属肺胀范畴。清·李用粹《证治汇补·咳嗽》："肺胀者，动则喘满，气急息重，或左或右不得眠者是也。"隋·巢元方《诸病源候论》认为，肺胀的发病机制是由于"肺虚，为微寒所伤，则咳嗽。嗽则气还于肺间，则肺胀，肺胀则气逆。而肺本虚，气为不足，复为邪所乘，壅痞不能宣畅，故咳逆短乏气也"。元·朱丹溪提出肺胀的发生与痰瘀互结、阻碍肺气有关。清·张璐《张氏医通·肺痿肺胀》认为肺胀多因"痰夹瘀血碍气而胀"，以实证居多。综上所述，肺胀的基本病机总属本虚标实，多因久病肺虚而致肺不敛降，气还肺间，肺气胀满，每因复感外邪诱使病情发作或者加重。

2. 用药思路

（1）肺主一身之气，宣肺降气以止咳

"外邪上受，首先犯肺"肺作为五脏之华盖，位置最高，开窍于鼻，外合皮毛，职司卫外，为人身之藩篱，外邪可由口鼻、肌肤腠理由外而入内，故而人体受到外邪侵扰，肺最先也最容易受到影响。肺胀多因久病不愈，肺气亏虚，肺虚则主气不力，清气难入，浊气难出，肺气无力宣肃，气机壅滞，还于肺间，则见胸闷、气短、喘促之症。针对上述病机，袁教授常用炙麻黄宣肺平喘，杏仁降气止咳平喘，二者一宣一降，可上下宣通郁闭之肺气，辅以厚朴下气消痰平喘，顺气的同时既可以除无形之湿满，又可消有形之实满，以求气机顺畅不复滞。肺为娇脏，喜润恶燥，久咳久病，肺阴亏耗，故以北沙参可养阴清肺，濡润娇脏。肺主治节，肺气滞，则一身之气皆滞，气为血之帅，气滞则血瘀，津液流通不畅而为痰为饮。肺为贮痰之器，加之肺气郁闭，痰饮等病理产物滞留于肺，郁而化热可灼伤肺阴，抑或痰瘀阻滞而发为胸闷胸痛。故以瓜蒌壳清热化痰，利气宽胸，一则清解肺热，一则顺气导痰。若症见有明显肺部啰音，提示感染之征象，可酌情加入黄芩等清热解毒之品。

（2）脾为生痰之源，健脾行气以化痰

脾为生痰之源，脾主运化水液，若脾失健运，则水湿内停，聚而生痰。"脾气散精，上归于肺"脾虚失健，痰湿浊气则累及至肺。"治痰不理脾胃，非其治也。"故凡治痰，不仅要宣肃肺气，助痰液排出体外，更需治脾，健脾补气，促其运化，以杜绝生痰之源。以白术甘温补虚，为"补气健脾第一要药"陈皮长于燥湿化痰，又能理气宽胸，为治湿痰、寒痰之要药；法夏善燥湿浊而化痰饮，尤善治脏腑湿痰，健脾以燥湿、行气以化痰；此皆治脾之良药也。肺气肿由于病邪深伏肺络，易感外邪诱发使病情加重。"久病必有痰作祟"故以白芥子温肺豁痰利气，散结通络止痛，能除久病之顽痰饮邪。脾为后天之本，一为运化水谷精微，二为充养肾精，三为气血生化之源。《医宗必读·脾胃后天本论》："谷入于胃，洒陈于六腑而气生，和调于五脏而血生，而资之为生者也。"脾运得健，水谷精微输布有序，气血精气濡润脏腑，"气血冲和，万病不生"脾复健运之常，痰自化矣。

（3）肾能藏精化气，补肾纳气以平喘

《类证治裁·喘症》："肺为气之主，肾为气之根，肺主出气，肾主纳气，阴阳相交，呼吸乃和，若出纳升降失常，斯喘作焉。"呼吸出入之气，虽主在肺，但根在肾。肾气足所以肺气充，肾气亏损就不能助肺吸气，患者就会产生呼多吸少，并且有吸气不能到达丹田的感觉。肺气肿喘促之表现便因于此。无论是肾气虚衰，摄纳无权，气浮于上，还是肺气久虚，久病及肾，都会导致肾气的纳气功能失常，出现呼吸表浅，或呼多吸少，动则气喘等病理表现，即"肾不纳气"。肾气亏虚，摄纳潜藏失职，气之根不固护，则咳喘之症难有显效。

肾为水火之宅，寓真阴而涵真阳。脾土之健运，常得命门之火温煦，若命门火不足以温煦脾阳，则脾阳不运易聚湿生痰。故丁甘仁曾言："痰饮生源于土湿，土湿本源于水寒，欲化其痰，先燥土湿，欲燥土湿，先温水寒。"况肾脏主水，津液得肾中阳气之温煦以蒸腾，如肾虚气化不行，则水液停留，殃及全身，泛滥亦成痰饮。诚如张介宾："脾主湿，湿动则为痰；肾主水，水泛亦为痰。故痰之化无不在脾，而痰之本无不在肾。"故治痰饮之法，补肾温阳亦为本。常以补骨脂温肾助阳，纳气平喘，对肾不纳气之虚喘，可奏标本兼顾之效；熟地黄善于补血滋阴，益精填髓，古人称其为"大补真水"；肉桂补火助阳，引火归元，能"大补命门相火，益阳治阴"。肾气充足，摄纳有度，则呼吸通畅，喘咳之状可随之缓解。

3. 典型案例

患者彭某，男，74 岁，2020 年 10 月 22 日就诊。

主诉：咳嗽、咯吐白色泡沫痰反复发作 10 余年。现症见：咳嗽，痰较多，色白成泡沫状，伴喉中痰鸣，气喘胸闷。体查见桶状胸，肋间隙增宽，双肺呼吸音稍粗，伴哮鸣音，可闻及早搏心律。舌质淡红，苔薄白润，脉沉弦，两尺脉弱。中医诊断：肺胀（肺气郁闭、肾气亏虚）；西医诊断：慢性阻塞性肺气肿。治以宣通肺气、补肾纳气，予以沙芥宣肺汤合虚喘汤化裁：北沙参15 g，白芥子6 g，炒白术15 g，厚朴12 g，杏仁10 g，瓜蒌壳12 g，陈皮10 g，法夏10 g，补骨脂15 g，熟地黄15 g，炙麻黄10 g，肉桂6 g，甘草6 g。每日1剂，分2次温服，连服14剂。后随访得知，患者药后咳痰明显减少，胸闷喘促之征亦大有缓解，嘱其可续用原方制代茶饮，每日冲泡频服。

按：肺胀发病，首先犯肺，继则影响脾肾，后期则可影响心。故而治疗之思路，不可局限于肺脏，要有"见肝之病，知肝传脾"的治未病意识，未病而先防。痰的产生，病初由肺气郁滞，脾失健运，津液不归正化而成，渐因肺虚不能化津，脾虚不能转输，肾虚不能蒸化，痰浊愈益留滞，咳喘持续难已。由此可见，肺胀之病愈至后期，病情愈重也愈复杂。临床接诊的患者，来看病之际，肺胀大多已成为数年的宿疾，或多或少业已累及脾肾，因此诊治过程更要注意肺脾肾同治的原则，已病而防变。人是一个整体，五脏六腑、气血津精液都是相互联系、相互影响的，熟读经典，扎实理论，才能更好地形成清晰的辨治思路。

参考文献

曹绪深. 中医药治疗慢性阻塞性肺气肿临床研究进展［J］. 河北中医，2019，41（07）：1116－1120.

（由钱舒乐、简维雄撰）

（三）袁肇凯教授论治心脏病经验

【摘要】本文主要从病因病机、辨证论治规律及遣方用药特色等几个方面介绍袁肇凯教授治疗心病（冠心病、心律失常、慢性心力衰竭）的经验，疗效显著。袁肇凯教授认为冠心病的主要病机为本虚标实，本虚责之于心气阴虚、阳气不足为主，标实责之于寒凝、气滞、痰阻、血瘀，且诸邪每多夹杂，主张补通二法作为本病防治的重要原则。心律失常辨证的关键在于分清寒热属性，快速性心律失常辨证多为心气阴虚证，治以益气养阴，镇静安神；缓慢性心律失常辨证多为心阳气亏虚证，或心脾两虚证，治以温阳养心，复脉安神；慢性心力衰竭的主要病机为心肾阳气虚衰，血瘀水停，临证以强心扶阳、温肾利水为法治疗。

袁肇凯教授临床擅治心脑血管疾病、呼吸系统、风湿免疫疾病及各种内科老年疑难杂病，精研经方又熟谙时方，特别是开展中医药治疗冠心病理论及临床研究 40 余年，对心病的治疗尤为专长，遣方用药独具匠心，常有平中见奇之效，深受患者称赞。笔者有幸跟师学习，临证言教、侍诊抄方，耳濡目染，受益颇多，现将其对冠心病、心律失常、慢性心力衰竭病的病因病机认识、辨证论治规律及遣方用药特色的经验总结如下。

1. 谨守病机，病证结合，补通二法调治冠心病

冠心病是由于冠状动脉粥样硬化使血管腔狭窄阻塞，导致心肌缺血、缺氧引起的心脏病，属中医学"胸痹""心痛"病证范畴。《素问·痹论》指出："心痹者，脉不通。"袁教授认为冠心病病位在心，病理是心脉不通，不通则痛，病性属本虚标实，本虚责之于心气阴虚、阳气不足为主，标实责之于寒凝、气滞、痰阻、血瘀，且诸邪每多夹杂，因此袁教授主张补、通二法作为本病防治的重要原则，补中寓通，通中寓补，比例的多少视具体情况而定，随症处之。治宜益气养阴，温阳活血，以促进血脉循行流畅，方用自拟"通络冠心丸"。基本方为：白参 10 g，茯神 10 g，石菖蒲 10 g，瓜蒌壳 12 g，薤白 12 g，丹参 10 g，麦冬 10 g，川芎 10 g，三七 6 g，桂枝 8 g，远志 10 g，炙甘草 5 g。方中以白参、桂枝为君补益心气，温补心阳；丹参苦、微寒，善于祛瘀生新，调养血脉；川芎辛、温，为血中气药，可上行头目，下行血海；二药相伍，一寒一温，活血通脉而不伤正，且使药性不致于过寒或过温。三七甘、苦，性温，善化瘀血而不伤新血。麦冬补养心阴，同时防桂枝之燥；茯苓、石

临证方悟——全国中医药名师袁肇凯临证验方解析

菖蒲通窍化痰，瓜蒌开胸中痰结，使人"郁积得开"；薤白辛温通阳，豁痰下气；综观全方具有益气养阴，宣痹温阳活血之功。袁教授临证随症加减：心功能低下者，加重人参剂量，加少量红花；心痛较重者，加金铃子、降香；心悸、脉数者，白参改太子参，加生地黄、五味子、生牡蛎；汗多者，加浮小麦、大枣；胃胀气满者，加枳实、生姜；血压高者，加石决明、杜仲。同时袁教授在长期的临证中形成了自己的学术观点：①治疗冠心病宜"温通心阳，活血行滞"。方中菖蒲、瓜蒌壳、薤白、桂枝温通心阳，而丹参、川芎、三七、降香活血行滞。②治疗冠心病应结合现代学术研究。白参补气，重在调节心脏的功能；三七活血，能有效改善冠状血管的循环；桂枝通阳，能化解闭塞之心阳；石菖蒲醒神且化痰，有抑制心病汗多之虞。③治疗冠心病要注意安神。冠心病人多因心急而神不守舍，或梦多而烦躁，反加重胸痹病情。故临证要注意养心安神，防止恶性循环。本方中应用石菖蒲、麦冬、远志，即因此而用。④本方安全有效，补通兼施，无副作用，冠心病人可减量常服。

典型病例：患者王某，男，82岁，2015年12月16日就诊。

主诉：胸闷痛反复发作10余年，加重3日。曾在湘雅附二医院行冠状动脉造影，诊断为"冠心病"，并行心脏支架介入手术，其后因胸闷痛多次住院治疗。现症见：胸前区闷痛，呈针刺样，持续3~5分钟，含服硝酸甘油后症状能缓解，常牵扯左肩胛部，背部发凉，易出汗，伴头晕、两眼发胀，双下肢乏力，纳食可，二便调。心脏听诊：心律齐，心率80~90次/min，各瓣膜区未闻及病理性杂音，$A_2>P_2$，双下肢不肿，舌质暗红，舌中苔腻，脉弦小数，既往有高血压病史。西医诊断：冠心病，心绞痛，中医诊断：胸痹。辨证：心阳亏虚，痰瘀互结证，治法：温阳通脉，益气活血，通窍祛痰，予通络冠心丸加减治疗，处方：白参15 g，茯苓15 g，石菖蒲15 g，远志15 g，丹参15 g，麦冬15 g，川芎12 g，三七粉6 g，桂枝10 g，瓜蒌12 g，薤白12 g，炙甘草10 g，檀香（后下）5 g，砂仁10 g。上方14剂，水煎服，每日1剂，早晚分服。在冠心丸的基本方中加砂仁调畅胃腑，檀香辛温入血，行瘀定痛，与丹参相配，取"丹参饮"之意。2015年12月30日复诊，胸闷痛已无，背部发凉、出汗症状缓解，仍两眼发胀，前方去瓜蒌、薤白，加柴胡 10 g、香附 10 g，疏肝理气，继服 10 剂善后。药已奏效，守法施治，守方打成粗粉，每袋 20 g，每日 1 袋，泡水代茶，调理治疗 3 个月，病情稳定。

2. 分清寒热属性辨治老年心律失常

心律失常多见于冠心病、高血压性心脏病、风湿性心脏病、病毒性心肌炎等心脏疾病及心脏神经症，属中医学"心悸"的范畴，牵涉临床疾病较多，但袁教授认为中医辨证的关键在分清病证的寒热属性，临床辨证分型大致可分为"脉速类"和"脉缓类"，确定其基本证型而论治。

（1）脉速类（快速性心律失常）

患者多有心悸、气促、胸闷、口干，舌淡红稍暗，舌苔薄干或薄黄，脉细数，多兼脉促或脉疾，常见于窦性心动过速、室上性心动过速、房性早搏等，中医辨证多为心气阴虚证。治宜益气养阴，镇静安神，方用自拟"百合稳心汤"。百合 20 g，生地黄 20 g，白芍 15 g，麦冬 20 g，白薇 10 g，乌药 12 g，玄胡 15 g。方中百合滋阴清热、宁心安神；生地黄、麦冬养阴生津，清心安神；白薇清热凉血，以清虚热为主；乌药具有行气止痛、温肾散寒，配合玄胡活血化瘀，行气止痛，全方共奏益气养阴，镇静安神之效。随症加减：房颤者加磁石 20 g，琥珀粉 10 g；气短者加太子参 15 g，麦冬 15 g，五味子 12 g。

典型病例：患者戴某，女，72 岁，2015 年 12 月 15 日就诊。

主诉：阵发性心悸 4 个月。患者曾因心悸、心慌，在湘雅医院行 24 小时动态心电图检查示：窦性心律，最高心率 131 次/min，最低心率 69 次/min，平均心率 88 次/min，室性早搏 192 个，室上性早搏 616 个，有 3 对成室上早，ST 段未见异常改变。现症见：阵发性心慌心悸，常因情绪而发作，易紧张，体查：心律齐，心率 100～110 次/min，各瓣膜听诊区未闻及杂音，舌质边尖红，苔薄白，脉沉细数。既往患原发性高血压 6 年。西医诊断：快速性心律失常，窦性心动过速。中医诊断：心悸。辨证：心气阴虚证，治则：益气养阴，镇静安神。处方：百合 20 g，生地黄 20 g，白芍 15 g，麦冬 20 g；白薇 10 g，乌药 12 g，玄胡 15 g，柴胡 10 g，郁金 12 g，佛手 10 g，炙甘草 10 g。上方 14 剂，水煎服，每日 1 剂，早晚分服。2016 年 1 月 2 日复诊，心悸、心慌缓解，心率仍较快，在前方的基础上加琥珀粉（冲服）10 g，生牡蛎 15 g，并加重生地黄量至 30 g，其中琥珀能纠正心律，具镇静养心之效，14 剂，患者心律整齐，无明显心悸，继以上方化裁，服药半年巩固疗效，现心率平稳，病情稳定。

（2）脉缓类（缓慢性心律失常）

患者多有心悸、气短、胸闷、乏力、畏冷、肢凉，伴头晕，舌淡红，苔薄白腻，脉细迟，多兼脉结、脉代、脉缓，常见于窦性心动过缓、房室阻滞、房室结性心律等，中医辨证多为心阳气亏虚证，或心脾两虚证。治宜温阳养心，复脉安神，方用自拟"温阳复脉汤"。

蜜麻黄 6 g，制附片（先煎）8 g，细辛 4 g，菖蒲 12 g，人参 15 g，麦冬 12 g，五味子 12 g，干姜 8 g，炙甘草 10 g，肉桂 3 g，丁香 5 g，檀香（后下）3 g。方中制附子、细辛、肉桂、蜜麻黄、干姜大辛大热，使寒散阳复，心气振奋，宣通气血，配人参温补心阳；其石菖蒲能引药入心经，炙甘草补心气通心脉；人参、麦冬、五味子既益气生津、清心安神又制阳药之燥烈；丁香芳香理气、檀香辛香宣透，行胸脘之气；合用共奏芳香理气、温阳通脉止悸之功。随症加减：心痛者加玄胡 12 g，生蒲黄 10 g，丹参 12 g；胸闷明显者，加瓜蒌实 12 g，薤白 12 g；头晕者加磁石 20 g。临证注意：①因生地黄、丹参和清热解毒药均有一定减慢心率的作用，一般不用或少用。②若因脾阳亏虚，中气不足而致脉缓者，可用补中益气汤提升清阳，鼓动血脉。《伤寒论》谓："少阴病，始得之，反发热，脉沉者，麻黄细辛附子汤主之。"其主温经通阳散寒，袁教授在临床上灵活使用本方治疗缓慢性心律失常，疗效明显，体现袁教授异病同治、圆机活法的学术思想。

典型病例：患者谭某，男，55 岁，2015 年 9 月 16 日初诊。

主诉：间歇性胸闷、气短反复发作 1 年余，加重 1 个月。患者常因情绪激动后出现胸闷、活动后心悸、气短，于当地医院检查，心电图提示：窦性心动过缓，55 次/min，Ⅱ度Ⅱ型房室阻滞，完全性左束支阻滞，医院建议安装起搏器，患者欲求中药治疗，故请袁教授诊治。现症见：间歇性胸闷、活动后心悸、气短。体查：心律齐，心率较慢，各瓣膜区未闻及明显杂音，舌质暗，苔薄白腻，脉沉迟涩。西医诊断：缓慢性心律失常，窦性心动过缓。中医诊断：心悸。辨证为：心阳气亏虚，痰瘀互结证。治则：温阳养心，通阳复脉。予温阳复脉汤加减治疗。处方：蜜麻黄 8 g，制附片（先煎）10 g，细辛 3 g，白参 15 g，茯神 15 g，石菖蒲 12 g，远志 12 g，丹参 15 g，麦冬 20 g，三七 5 g，桂枝 10 g，炙甘草 10 g。上方 14 剂，水煎服，每日 1 剂，早晚分服。2015 年 9 月 30 日复诊，患者诉胸闷、气短症状改善，查心率增快，原方跟进 14 剂，患者基本无胸闷、气短症状，心率 65 次/min 左右，后随症加减治疗 2 个月余巩固疗效。

3. 强心扶阳，温肾利水调治慢性心力衰竭

充血性心力衰竭为各种心脏病所引起的严重心功能代偿不全的共同表现。属中医学"喘证""痰饮""心悸""水肿"范畴。《金匮要略·水气病脉证病治第十四》"心水者，其身重而少气，不得卧，烦而躁，其人阴肿"；"心水为病，其脉沉，属少阴"；"五脏之伤，穷极必肾"。心悸、气喘、胸憋、下肢浮肿是其主症，袁教授认为本病的病机是心肾两脏阳气虚衰，兼有血瘀水停，属本虚标实，虚实夹杂之证，强心扶阳，温肾利水是基本治法，真武汤是临床通用主方，袁教授根据本病的临床特点，在真武汤的基础上自拟"温肾强心汤"（简称心衰汤）。基本处方：茯苓 15 g，白术 15 g，白芍 10 g，制附子（先煎）10～15 g，生姜 3 片，桃仁 15 g，红花 10 g，桂枝 15 g，益母草 30 g，黄芪 30 g，泽泻 15 g，车前子（包煎）30 g，肉桂 3～6 g。方中制附子为君能上助心阳，中温脾阳，下补肾阳；与桂枝、肉桂同用温通心阳，阳盛则水自消；黄芪补益心气，利水消肿；生姜之温散，既助附子以温阳祛寒，又佐茯苓、白术以散水湿；益母草、泽泻、车前子健脾渗湿、利水消肿；白芍利小便以行水气，桃仁、红花活血祛瘀；全方共奏温补心肾、化气活血利水之功效。随症加减：若咳喘不能平卧、尿少、浮肿明显者，可加桑白皮 30 g，葶苈子 20 g，泻肺利水消肿。方中益母草既有化瘀通脉作用，亦有一定的利尿消

肿之功效，但用量宜大，一般可达30～50 g。袁教授临证经验：①慢性心力衰竭多有一定程度的心血瘀阻，适当配伍活血化瘀药，能有效改善利尿消肿的功效。②导致心力衰竭的原因复杂，当应用上述温肾强心汤后能较快的纠正心力衰竭症状，必须注意对原发病（如冠心病、原发性高血压、肺源性心脏病等）的治疗，才能更好地巩固疗效。

典型病例：患者朱某，男，76岁，2015年6月22日初诊。

主诉：反复活动后气喘、足肿3年，加重1个月。患者诉经常活动后出现气喘，双下肢水肿，曾多次住院治疗。现患者力求中医治疗。现症见：面色晦暗，面部浮肿，活动后气促，偶有心悸，双下肢乏力、沉重，精神欠佳，夜尿多，腰痛。体查：心律不齐，二尖瓣区闻及收缩期吹风样杂音，心界左移，双下肢轻度凹陷性水肿，四肢不温，舌质淡紫，苔薄白腻，脉沉弦。既往有二尖瓣狭窄、痛风病史。西医诊断：风湿性心脏病，充血性心力衰竭，心功能Ⅲ级，中医诊断为：胸痹，心力衰竭病。辨证为：心肾阳虚，心脉瘀阻，水气凌心证，治法：温肾助阳，化气活血利水。予心衰汤治疗，处方：制附片（先煎）15 g，茯苓15 g，生姜10 g，炒白术15 g，白芍20 g，桃仁12 g，红花10 g，黄芪30 g，泽泻10 g，车前子15 g，益母草30 g，肉桂6 g，柏子仁12 g，炙甘草10 g。上方14剂，水煎服，每日1剂，早晚分服。2015年7月7日复诊，气喘缓解，小便增多，面部浮肿及双下肢水肿减轻，自觉一身轻松，继以上方化裁，服药2个月余，病情趋于稳定。

袁教授在临床实践中精求古训，博采众长，圆机活法，反复总结。遵古而不泥古，在师古的基础上加以发挥及创新。将"辨证论治"的方法贯彻到诊治的全过程，临证时强调辨病与辨证相结合。在治疗上，善于结合现代学术研究成果，用药精炼，药简力专，最忌药杂而乱，疗效显著，彰显了中医治疗特色。

参考文献

[1] 袁肇凯，周泽泉，范福元，等. 养心通脉片治疗冠心病心绞痛的临床研究

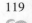

　　　　［J］．中药新药与临床药理，1998，9（1）：19－23.

［2］　袁肇凯，陈清华，黄献平，等．养心通脉方有效成分部位的最佳剂量配伍抗急
　　　　性心肌缺血的研究［J］．湖南中医药大学学报，2008，28（6）：21－25.

（由刘吉勇、袁肇凯撰）

（四）袁肇凯教授论治慢性心力衰竭经验

　　【摘要】 从病因病机、治则治法、遣方用药等方面阐述了袁肇凯教授论治慢性心力衰竭的临证经验。袁教授认为慢性心力衰竭为本虚标实之证，本虚为气虚、阳虚（心、脾、肾），标实为血瘀、水饮、痰浊。治疗上温通心肾是根本，益气化瘀、温阳利水是关键，并注重西为中用，衷中参西，中西理论汇通。

　　袁肇凯教授从事中医药治疗心血管疾病临床与科学研究40余年，对慢性心力衰竭（以下简称慢性心衰）的中医治疗积累了丰富的经验。

　　慢性心衰，为诸多心血管系统疾病的终末阶段或并发症阶段，由任何初始心肌损伤导致心脏结构变化或功能变化，进而引发心室泵血和/或充盈功能低下，以心功能下降为特征的一组复杂的临床综合征，严重危害人民健康。随着社会人口老龄化，心力衰竭患病率随之增加，已经成为一个主要的公共卫生问题。袁肇凯教授在慢性心衰的治疗上注重温通心肾，并兼顾益气化瘀、温阳利水，标本兼顾，疗效明显，现将其诊治经验报道如下。

1. 对慢性心衰病因病机的认识

　　慢性心衰属医学"心悸""怔忡""水肿""心水""胸痹"等病证的范畴，"心水"之名首见于《金匮要略·水气病脉证并治》"心水者，其身重而少气，不得卧，烦而躁，其人阴肿"。袁肇凯教授根据多年的临床经验，认为慢性心衰病位在心，虽然与肺、脾、肝、肾均相关，心主血脉，血脉运行全赖阳气之推动。患者久病，心阳虚衰，鼓动无力，血运无力，营血输布失常，瘀血内生，阳虚水液运化无力而致水肿、痰饮。

因此本病心阳虚、气虚为根本，标实则由本虚发展而来，阳气亏虚可致血瘀、水饮、痰浊。故本病为本虚标实之证，本虚为气虚、阳虚（心、脾、肾），标实为血瘀、水饮、痰浊。

2. 治疗慢性心衰的治则治法

（1）温通心肾是根本

袁肇凯教授认为慢性心衰常见的证型有两类：心肺气虚、饮邪犯肺型与心肾阳虚、血瘀湿停型。其中心气亏虚是心力衰竭的根本原因和病理基础。心主血脉，气行则血行，气滞则血瘀。故而心阳气衰则心气不足以帅血运行，瘀血阻脉，与水饮、痰浊、瘀血等互搏阻络，累及肺、脾、肝、肾等脏腑，最终导致阳虚、阴虚、阴阳两虚，甚至形成亡阳、脱证等危重证候。根据"五脏之伤，穷必及肾"的中医学理论，因心肾联系密切，当慢性心衰发展到一定阶段后就会产生少尿、水肿等与肾相关的临床症状。

"心者，火也，肾者，水也，水火相济"（《千金方》），心为君火，肾为相火，君相安位，则心肾上下交济。肾为先天之本，内寄元阴元阳，心之阳气源于肾。心阳虚衰，久病及肾，肾精亏虚不能生血以上奉于心，火衰则气化不利而水饮内停，水气凌心，或肾阳亏虚，气化无权，二者互为因果，均可致心肾阳虚，鼓动无力，故心悸怔忡，阳虚则寒，形体失于温养，脏腑功能减退，肾阳亏虚，蒸腾气化失司，三焦决渎不利，水湿内停，外溢肌肤。袁肇凯教授强调温通心肾是本病的根本，只有阳气恢复了，气行则血行，阳运则水行，正如《素问》里强调"阳气者，若天与日，失其所，则折寿而不彰"。

（2）益气化瘀、温阳利水是关键

本病标实多为血瘀、水饮、痰浊，心气不足，心阳不振而脉络瘀阻，瘀不化水，水饮内停，上凌心肺。"血得温则行，得寒则凝"，又"肾主水"，故常可致血瘀水停，而血随气行，运血无力，气滞血瘀。袁肇凯教授认为益气化瘀、温阳利水是治疗本病的关键。心主行血，血液的运行全赖心中阳气的推动，心之阳气亏虚，则推动无力，血行瘀滞。《医学入门》云"血随气行，气行则行，气止则止，气温则滑，气寒则凝"，故通过益气活血以达化瘀之效。由于阳虚无以温煦，则津液输布障碍，或成水饮，或致痰浊，"血不利则为水"，一旦形成水道不利，则痰瘀互结，损及心阳，形成因虚致实，因实致更虚的恶性循环。阳气充盛则能化气行水，正如《金匮要略》云："病痰饮者，当以温药和之。"

3. 经验方"温肾强心汤"分析

"温肾强心汤"是袁肇凯教授根据多年临床经验，以真武汤为基础加减而成。基础方为：制附子（先煎）10～15 g，茯苓 15 g，白术 15 g，白芍 10 g，生姜 10 g，桃仁 15 g，红花 10 g，桂枝 15 g，黄芪 30 g，泽泻 15 g，肉桂 3～6 g，车前子（包煎）15～30 g，炙甘草 6 g。制附子为辛甘大热之品，诸脏阳气衰弱皆可使用，温补心肾之阳，针对主病本质，可温肾助阳，化气行水，兼暖脾土，以温运水湿，故为君药；肉桂为补火助阳之要药，桂枝为温阳通脉之佳品，二药助君而为臣，以期温阳化气而阴水自消；黄芪、白术甘温，皆可健脾益气，而黄芪善于利水消肿，白术尤可健脾燥湿，二药联用，颇有"培土制水"之妙，茯苓、泽泻、车前子，皆为甘淡之品，具利水渗湿之功，三药联用，以期水去而肿消；红花、桃仁，皆为活血祛瘀之品，津血同源，以期血行则水行而肿消；生姜为辛温走散之品，可助君药、臣药温阳以行水；白芍本为酸甘阴柔之品，善于滋阴养血，据《神农本草经》记载"芍药……利小便"，故本品"刚柔互济"，既可防止辛温通散之品化燥伤阴，又可助甘淡利湿之品以利水消肿，以上皆为佐药；炙甘草既可补益心脾之气，又可调和诸药，可谓佐使之品。纵观全方，以温补心肾为本，佐以利水消肿、活血祛瘀以治标，温阳利水而不化燥，消肿祛瘀而不伤正，诸药合用，共奏温肾强心之功。若浮肿明显者，可加桑白皮、葶苈子，泻肺利水消肿；若血瘀甚者，可重用益母草 30～50 g，即化瘀通脉，亦有一定的利尿消肿之功。

袁肇凯教授从事心血管疾病中西医结合研究 40 余年，在临床处方用药中，注重西为中用，衷中参西，中西理论汇通。在慢性心衰辨证论治的基础上，结合中药药理学研究，有针对地选取中药以治疗慢性心衰，如附子、黄芪具有强心作用，附子对多种因素造成的心肌损伤具有保护作用，黄芪对正常心脏有加强收缩的作用，对于衰竭的心脏，其强心作用更显著，还可抑制细胞内钙离子内流和钾离子排出。故常选用附子、黄芪以补气温阳。考虑到慢性心衰患者多年长，体质较弱，利尿的药选择多取温和之品，既有明显的利尿作用，又作用比较温和、持续时间长，较少引起电解质紊乱，如白术、茯苓、泽泻、车前子等，茯苓还能有效促进肾脏对钠、钾、氯等离子的排泄，减轻患者心脏负荷。慢性心衰多有一定程度心血瘀阻，活血化瘀药的选取也多兼顾其对心血管的作用，如丹参、川芎、红花、桃仁等活血化瘀药对具有扩张冠状动脉，增加动脉血流量，且对心脑肾等不同部位血管均有扩张作用，可对抗心肌细胞缺血缺氧，抑制血小板的黏附、聚集，改善血液流变性，降低血液黏度等作用。

（1）验案举例

患者张某，女，82岁，2017年9月21日初诊。

主诉：心慌，心悸，气促1年。患者诉经常活动后出现心慌，气促，午后足肿明显，曾多次入院治疗。现症见：面色晦暗，喘促，神疲畏寒，纳欠佳，夜尿多。体查：律不齐，频发早搏，心界左移，腹式呼吸，下肢肿胀，舌色紫，苔灰黑腻，脉弦小滑两尺弱。诊断为心力衰竭病，辨证为心肾阳虚证。治法：温补心肾、化气活血利水。予"温肾强心汤"治疗。处方：制附子（先煎）10 g，茯苓15 g，白术15 g，白芍10 g，生姜10 g，桃仁15 g，红花10 g，桂枝15 g，黄芪30 g，泽泻15 g，肉桂3 g，车前子（包煎）15 g，炙甘草6 g。上方14剂，水煎服，每日一剂，早晚温服。2017年10月5日复诊，患者自诉服药后诸症有所减轻，心慌，气促缓解，小便增多，午后足肿减轻，继以前方化裁，加用丹参、砂仁以养心，服药1个月余，病情趋于稳定。

按：该患者年过八旬，年老火衰，心阳不足，鼓动乏力，心脉不畅，心失所养，故见心悸；心主血脉，其华在面，心阳不足，气血不调，面色不荣，故见面色晦暗；肺者，相傅之官，助心行血，主气而司呼吸，心血不畅，肺气不利，宣肃失常，故见喘促；"阳气者，精则养神"，阳气不足，形神失养，故见神疲；阳气不足，形体失煦，故见畏寒；久病及肾，肾阳亏虚，气化不利，阳不化阴，水液停聚，故见下肢水肿；夜间阳衰，又肾阳不足，气化不利，故见夜尿频多；血行不畅，舌络瘀滞，故见舌色紫；水湿内停，蕴久不化，上潮舌面，故见舌苔灰黑而腻；肾阳不足，脉气不鼓，故见两尺脉弱；水湿内停，邪气涌动，故见脉弦小滑。综上所述，诸症合参，辨病位考虑主要在"心""肾"，辨病性考虑为"阳虚""水停"，故辨证考虑为"心肾阳虚水停证"。袁肇凯教授指出，在临床当中，导致心力衰竭的原因复杂，服用"温肾强心汤"虽能较快纠正心衰症状，但必须注意对原发病（如冠心病、原发性高血压、肺源性心脏病）的治疗，才能更好地巩固疗效。

4. 小结

袁肇凯教授临证40余年，精求古训，博采众长，在慢性心衰的治疗上注重温通心肾，并兼顾益气化瘀、温阳利水，标本兼顾，在遣方用药方面，特别注重西为中用，衷中参西，中西理论汇通，并兼顾患者不同体质及原发病的治疗，用药精炼，药简力专，彰显了中医简便廉验的治疗特色。

参考文献

[1] 马丽媛，吴亚哲，王文，等.《中国心血管病报告2017》要点解读 [J]. 中国心血管杂志，2018，23（01）：3-6.

[2] 王喆.《中国心力衰竭诊断和治疗指南2014》解读 [J]. 中国临床医生杂志，2016，44（5）：14-16.

[3] 李灿东. 中医诊断学 [M]. 北京：中国中医药出版社，2016：177.

[4] Zhou G, Tang L, Zhou X, et al. A review on phytochemistry and pharmacolo gical activities of theprocessed lateral root of Aconitum carmichaelii Debeaux [J]. J Ethnopharmacol, 2015 (160): 173-193.

［5］ 桑震池，徐三彬，钱俊峰，等．黄芪总皂苷对心力衰竭大鼠心功能及左室重构的影响［J］．中西医结合心脑血管病杂志，2017，15（17）：2114-2116.

［6］ 邬真力．中药茯苓和芪苈强心对慢性心力衰竭大鼠肾脏水通道蛋白-2及心脏功能的影响及其机制［D］．广州：南方医科大学，2009.

［7］ 刘正鹏．活血化瘀中药的主要药理机制及其临床应用［J］．深圳中西医结合杂志，2015，25（9）：171-173.

［8］ 刘吉勇，袁肇凯．袁肇凯教授辨证治疗心病经验［J］．湖南中医药大学学报，2017，37（3）：281-284.

（由李琳、袁肇凯撰）

（五）袁肇凯教授论治痹证经验

【摘要】本文主要从痹证主症、辨证分型、用药经验等方面系统阐述袁肇凯教授治疗痹证的临床经验。袁教授结合临床，将痹证分为风寒湿痹、风湿热痹、顽痹三型。他认为痹证一病，应首先分清风寒湿痹与风湿热痹，并根据痹证的不同阶段，注重"以温为养，以通为顺，攻补兼施，病证结合"的辨治原则，用药上注重祛风除湿的专药、引经药和健脾补肾药，标本兼治，使邪有出路，药到病除。

痹证是一种筋骨肌肉或关节等部位发生疼痛、重着、硬肿或顽麻不仁的病证。痹者，闭也，乃气血凝涩不通之意。其病多由气血亏损，腠理疏豁，以致风、寒、湿、热之邪乘虚袭入，壅塞经络，久而为痹。现代医学的风湿热、风湿性关节炎、类风湿关节炎、增生性脊柱炎、骨关节退行性病变等病均属本病之范畴，均可参照痹证进行辨证论治。

袁肇凯教授行医40余年，治疗痹证积累了丰富的经验，对痹证的治疗能谨守病机，知常达变，立法用药亦有独到之处。他认为痹证一病，辨证首先应分清风寒湿痹与风湿热痹，关节的热痛与冷痛是区别热痹与风寒湿痹的关键。湿热痹以关节红肿灼热疼痛为特点；风寒湿痹虽有关节疼痛，但局部无红肿灼热。若痛有定处，疼痛剧烈则为痛痹，若痛无定处，游走者则为行痹，若肢体酸痛重着，麻木不仁者则为着痹。病程

一、袁肇凯临证经验荟萃

日久者，还需辨识有无痰瘀阻滞、气血虚损、肝肾亏虚的证候。袁教授按照疾病不同阶段，注重"以温为养，以通为顺，攻补兼施，病证结合"的辨治原则，用药上注重祛风除湿的专药、引经药和健脾补肾药，标本兼治，使邪有出路，药到病除。

1. 风寒湿痹型——祛风散寒除湿，温经蠲痹止痛，兼健脾补肾

风寒湿痹，是肌体遭受风寒湿邪侵袭所致，其主症以全身关节或肌肉酸痛，游走不定，以腕、肘、肩、膝、踝关节多见，局部关节疼痛，得温则舒，气交之变疼痛增剧，或兼见关节肿胀，但局部不红、不热，苔薄白，脉沉细，或细弦，或濡细等特点。袁教授认为其病机为风寒湿邪留注经脉，痹阻不利；中医辨证多为肝肾亏虚，邪滞骨痹证；治法：滋补肝肾、祛邪止痛。予自拟芍草骨痹汤治疗。基本方为：白芍 30～60 g，生甘草 10 g，木瓜 10 g，威灵仙 15 g，鸡血藤 20 g，白术 15 g，葛根 30 g，姜黄 15 g，续断 30 g，桃仁 10 g，红花 10 g。袁教授治疗风寒湿痹，按照疾病不同阶段和临床见证，随机应变，灵活用药，随症加减。疼痛剧者加全蝎、土鳖虫；颈椎增生者加羌活；腰椎增生者加杜仲、牛膝；膝跟增生者加淫羊藿；痹痛入夜尤甚者加乳香、没药；体虚者加淫羊藿、补骨脂、黄芪补益脾肾。对于风寒湿痹痛兼有表证者，在基本方的基础上，风盛者加防风、秦艽祛风；湿盛者加苍术、薏苡仁、防己除湿，配白术、黄芪以补脾补气，共奏理脾补气，培土而胜湿；关节肿胀明显者加白芥子、炮穿山甲；寒气盛者加制川乌、制草乌、细辛、桂枝温经蠲痹；视风、寒、湿三气何气偏盛，而侧重祛风、除湿、散寒。同时，袁教授根据病变部位选用引经药物，引导药物直达病所，切中要害。如痛在上肢者用羌活、桂枝；痛在肩项者用片姜黄、葛根；痛在下肢腰背者用独活、蚕沙、防己、木瓜、续断等；对于痛及全身关节筋脉者用威灵仙、伸筋草、路路通等，配合藤类药络石藤、鸡血藤等引经达节、增强疗效。

临床案例：患者，男，65 岁，农民。初诊（2014 年 5 月 3 日）。

主诉：腰痛间作 2 年余，加重牵及右下肢疼痛麻木 1 个月。患者因干活时出现腰部酸痛，腰转不灵，不能伸直，医院 CT 检查示：L4～L5 椎间盘轻度突出，间断服药，未见明显缓解。近 1 个月来感寒症状明显加重，疼痛牵及右下肢并伴麻木，舌质暗，苔薄腻，脉细弦。西医诊断：腰椎间盘突出症。中医诊断：腰痛，辨证为肝肾亏虚，邪滞骨痹证。治法：祛风除湿蠲痹，补肾壮骨生髓，兼补气血。方以自拟芍草骨痹汤加减。处方：白芍 30 g，生甘草 10 g，木瓜 10 g，威灵仙 15 g，白术 15 g，独活 18 g，杜仲 20 g，姜黄 12 g，川续断 30 g，桂枝 10 g，桑寄生 30 g，怀牛膝 15 g，川牛膝 15 g，细辛（先煎 30 分钟）6 g，制川乌（先煎 30 分钟）8 g，桃仁 10 g，红花 10 g，狗脊 15 g，羌活 10 g。共 5 剂，每日 1 剂。同时在服药后将药渣以布包裹对疼痛部位进行热敷。

二诊：服药后，患者腰痛及肢麻症状明显缓解，但腰部仍有轻微的胀痛，有轻微腹泻，向患者交代，轻微的腹泻是药物的反应，停药后会缓解。祛风湿药易耗气，遵循中病即止的原则，前方减细辛、桂枝、制川乌，此年龄阶段需考虑攻补兼施，加入熟地黄 15 g，补骨脂 15 g，骨碎补 20 g，淫羊藿 12 g，补肾壮骨生髓；加当归 15 g，黄芪 30 g 补气活血通络，增进 10 剂继续巩固疗效。

三诊：服药后，患者腰酸痛、肢麻已明显缓解。续前方 5 剂，打粉冲服，每次 15 g，每日 2 次，饭后冲服。后经回访，患者腰疼完全缓解，从未复发。

辨证分析：《素问·脉要精微论》云"腰者肾之府，转摇不能，肾将惫矣"。肾气亏虚，髓海不足，筋骨懈惰，脊柱受力失调，则发生腰背痛。本案患者年事已高，腰部酸痛，腰转不灵，不能伸直 2 年，根据舌苔脉象辨证为肝肾亏虚，邪滞骨痹证，予芍草骨痹丸汤加减治疗。方中白芍配伍甘草缓急止痛；木瓜化湿、舒筋通络；威灵仙性猛善走，通行十二经，袁教授常以芍、草、瓜、威联用祛风湿、通经络、止痹痛；姜黄配伍续断破血行气，通经止腰痛；独活、桑寄生祛风除湿，活络通痹；怀牛膝、杜仲、狗脊补肝肾，强筋骨；川牛膝活血祛瘀；桂枝、细辛温经散寒；羌活引经入督脉；红花、桃仁、鸡血藤活血补血；疼痛缓解后，治病求本，加熟地黄、补骨脂、骨碎补补肾壮骨生髓；加当归 15 g、黄芪

30 g 补气活血通络，各药合用，是为标本兼顾，扶正祛邪之剂，对风寒湿三气着于筋骨的痹证疗效显著，体现了袁教授"以温为养、攻补兼施"的治疗思想。

2. 风湿热痹型——宣痹祛湿，寒温并用，化瘀通络

风寒湿三气杂至，合而为痹，日久化热或直接感受风湿热而成风湿热痹。湿热痹证表现为肢体肌肉烦痛，伴局部潮热，或有红肿，口苦，尿黄，舌苔多黄腻，多见脉弦滑数。病机为风湿热邪留注经脉，痹阻不利，治则为祛风除湿兼清热，温经通络。中医多辨证为肢节湿热，风痰痹阻证；治宜清热燥湿，祛风活络为主；用自拟"蠲痹痛风汤"，基本方为：羌活 10 g，姜黄 15 g，桃仁 10 g，红花 6 g，穿山甲 5 g，白术 10 g，黄柏 10 g，桂枝 10 g，汉防己 6 g，威灵仙 10 g，川芎 10 g。随症加减：对于红肿明显者加蒲公英、野菊花、土茯苓、生地黄、赤芍凉血解毒；肢节肿胀者加制胆南星、龙胆、白芷；足趾疼痛者加苍术、生石膏、知母。袁教授治疗风湿热痹，谨守病机，随机应变。痹初起或急性发作阶段，症见局部关节红肿灼热疼痛，痛不可触，得冷则减，并见有汗出、恶风、口苦、口渴、烦躁不安、溲黄、便干等全身症状，多以清热凉血解毒为主；对于热痹久治不愈，且关节肿痛明显，粗大变形，局部肌肉萎缩，丧失劳动能力的患者，药多配伍当归、丹参、赤芍、牡丹皮、鸡血藤等化瘀通络之品及炮穿山甲、全蝎、蜈蚣、地龙、土鳖虫等虫类搜剔之品；热痹中期，表热已清，里壅郁热尚未全除，当以宣痹祛湿通络为主，少佐清热解毒药，寒温并用，常可中病；热痹后期，一旦关节红肿热痛消退，病情稳定，伴随有筋脉拘挛、肢体麻木、腰酸腿软、舌红少苔等肝肾阴虚、精枯血亏之证，当以补益肝肾、填精补髓固本。

临床案例：患者，男，32 岁，工人。初诊（2015 年 7 月 22）。

主诉：左足母趾及左踝关节肿胀反复发作 8 个月。现症见：左足母趾关节、踝关节红肿疼痛，屈伸不利，时感局部灼热，站立时疼痛明显，踝关节活动后疼痛加重。体查：局部红肿热痛，拒触摸，舌红，苔薄黄，脉细小滑。既往有痛风病史。辅助检查：尿酸偏高。西医诊断：痛风；

中医诊断：痹证；辨证为：肢节湿热，风痰痹阻证。治法：清热燥湿，祛风活络。以自拟蠲痹痛风汤加减。处方为：蒲公英30 g，银花15 g，羌活10 g，姜黄10 g，桃仁10 g，红花6 g，穿山甲5 g，白术10 g，黄柏10 g，桂枝10 g，汉防己6 g，威灵仙10 g，川芎10 g，生石膏20 g，知母6 g，苍术10 g，土茯苓20 g，川牛膝15 g。5剂，水煎服，每日1剂，在服药后将药渣煎第三遍以布包裹对疼痛部位进行温敷。同时嘱患者严格控制饮食，忌食肥甘厚味、辛辣刺激食品，尤其避免进食富含高嘌呤食物，如动物内脏、沙丁鱼、豆类及发酵食物等；严格禁酒，尤其是啤酒；鼓励多吃富含维生素与纤维素的蔬菜水果，适量食用富含蛋白类的食品如鱼、鸡蛋、牛奶等。

二诊：服药后复诊，患者左足母趾及左踝关节红肿明显缓解，站立时仍疼痛，效不更方，前方白术加至20 g，另加黄芪20 g健脾利湿，更进14剂。

三诊：患者关节肿胀大大减轻，局部灼热疼痛已不明显，秉着"急则治标，缓则治本"的原则，为巩固疗效，以健脾补肾为主，兼以活血通络，祛风除湿。黄芪30 g，党参18 g，白术30 g，茯苓20 g，熟地黄15 g，生地黄20 g，桃仁10 g，红花5 g，川牛膝15 g，汉防己6 g，威灵仙10 g，杜仲15 g，鹿角片10 g，甘草6 g。5剂打粉冲服，每次15 g，每日2次，饭后冲服。后经回访，患者再未疼痛、未复发，预后良好。

辨证分析：本案患者发病时间不长，左足母趾关节、踝关节红肿疼痛，屈伸不利，时感局部灼热，站立时疼痛明显，踝关节活动后疼痛加重，舌红，苔薄黄，脉细小滑。根据舌苔脉象辨证为肢节湿热，风痰痹阻证。治法：清热燥湿，祛风活络。以自拟蠲痹痛风汤加减。初诊以清热燥湿，祛风活络为治则，方以蒲公英、金银花清热解毒；防己、黄柏、苍术、土茯苓清热祛湿；生石膏、知母清热止痛；桂枝温经通络；川芎、桃仁、红花活血化瘀，通络止痛；穿山甲活血通络、消肿止痛；川牛膝活血祛瘀，为引经药，威灵仙辛散温通，性猛善走，通行十二经，既能祛风湿，又能通经络而止痛；全方共奏祛风通络，清热利湿之效。二诊时，患者红肿症状缓解，加入健脾药白术、黄芪健脾益气、利水消肿、托毒外出，继续巩固疗效。三诊时，患者关节肿胀大大减轻，局部灼热疼痛已不明显，方随证变，以扶正、增强体质为主，故以健脾补肾为主，兼以活血通络，祛风除湿。方以四君子汤健脾；桃仁、红花活血；熟地黄、杜仲补益肾气；汉防己、威灵仙、土茯苓清热利湿；生地黄养阴清热。

3. 顽痹型——滋补肝肾，攻补兼施，治法灵变

顽痹一词首见于隋·巢元方《诸病源候论》，"久而不治，令人顽痹；或汗不流泄，手足酸疼"。后世医家多从之，将顽固难治、久治不愈的痹病称为顽痹。本病多为痹病日久，正气亏虚，病邪深入，留滞经络筋骨；或经络气血为外邪壅滞，内生痰浊瘀血，痼结根深，虚、邪、瘀（痰）胶结，深入筋骨脏腑而致痹。症见身体尪瘰，腰膝酸冷，关节疼痛、僵硬、变形，筋挛，反复发作，经久不愈者，舌苔白，舌质淡，脉沉细软弱。袁教授认为此乃正虚邪恋，本虚标实之候，中医辨证多为：肝肾不足，气滞血瘀证。治疗遵从治病求本，攻补兼施为治则，治法：补益肝肾，行气活血。予自拟"脂地节炎汤"治疗。基本方：补骨脂15 g，熟地黄20 g，淫羊藿15 g，桑寄生30 g，狗脊12 g，独活15 g，续断10 g，骨碎补12 g，乳香6 g，没药10 g，鸡血藤10 g。随症加减：偏寒者，加桂枝、细辛、制川草乌；偏热者，加败酱草、牡丹皮；气虚者，加黄芪；肢节肿胀者，加乌梢蛇、全蝎、炮穿山甲。根据"久痛多瘀""久病入络""未可先治其痹，而应先养血气""虚人久痹宜养肝肾气血"的理论，袁教授治疗顽痹，遣方用药，法古人而不泥于古。袁教授治疗顽痹特色：①注重养肝益肾蠲痹。痹乃筋骨之病，肝藏血而主筋，肾主骨，故肝肾亏损，筋骨失养是痹证之本。常用熟地黄、当归、补骨脂、淫羊藿、狗脊、桑寄生、续断、骨碎补、肉苁蓉等补肾壮骨，填精生髓。②灵活运用虫类药治疗顽痹，常用全蝎、蜈蚣、乌梢蛇、白花蛇、僵蚕、地龙、穿山甲、土鳖虫等搜剔筋骨，经行络畅，松动病根，能解除草木之品不能宣达祛除的痰瘀阻络之痹痛。③根据顽痹病程长、功效缓的特点，汤药与散剂相结合，内服与外敷相结合，以提高疗效。

临床案例：患者，女，78 岁。初诊（2016 年 9 月 21 日）。

主诉：腰疼、四肢关节疼痛反复发作 30 余年。现症见：腰痛明显，站立时疼痛加重。体查：腰部有按压痛，左侧膝关节僵硬，不能伸直，四肢关节变形，无明显红肿，眼面浮肿，呈"满月脸"，查局部关节无红肿，舌质偏淡，苔薄白，脉沉细数。既往患"类风湿关节炎"，长期服用强的松，并发严重的骨质疏松，西医诊断：类风湿关节炎，中医诊断：顽痹，辨证：肝肾亏虚，气滞血瘀证，治法：补益肝肾，行气活血，予脂地节炎汤加减治疗，处方为：补骨脂 15 g，熟地黄 20 g，淫羊藿 15 g，桑寄生 30 g，狗脊 12 g，独活 15 g，续断 15 g，骨碎补 12 g，络石藤 15 g，鸡血藤 30 g，白芍 30 g，炒白术 10 g，木瓜 15 g，威灵仙 15 g，桃仁 10 g，生甘草 6 g，共 7 剂，每日 1 剂。同时在服药后将药渣以布包裹对疼痛部位进行热敷。

二诊：服药后，患者腰痛症状明显缓解，但腰部仍有轻微的胀痛，轻微腹泻，轻微的腹泻是药物的反应，停药后会缓解。为增进疗效，余前方中加入黄芪 30 g、红花 10 g 补气活血通络，乌梢蛇 12 g、全蝎（研末冲服）6 g 搜风剔络，增进 10 剂。

三诊：服药后，患者腰胀痛已明显缓解、肢体关节僵硬有所改善。续前方，减去芍药、木瓜、威灵仙、生甘草，加入紫河车 15 g，肉苁蓉 20 g，当归 20 g，党参 20 g，麦冬 20 g，五味子 15 g，茯苓 15 g，神曲 15 g，5 剂打粉冲服，每次 15 g，每日 2 次，饭后冲服。后经回访，患者腰疼完全缓解，肢体关节僵硬明显改善。

辨证分析：本案患者年纪大，发病时间长，腰疼、四肢关节疼痛反复发作 30 余年。痹证日久羁于关节，关节变形，骨节僵硬，痛处固定，属于现代医学之"类风湿关节炎"，其病机为寒湿之邪留，与气血相结而成本病。根据"虚人久痹宜养肝肾气血"的理论，治宜补益肝肾，行气活血，予脂地节炎汤加减治疗。方中补骨脂、熟地黄、淫羊藿、桑寄生、狗脊、续断、骨碎补补肾生髓，强筋健骨；白芍配伍甘草缓急止痛，木瓜化湿、舒筋通络，威灵仙性猛善走，通行十二经，祛风湿、通经络、止痹痛，袁教授常以芍甘瓜威联用祛风湿、止痹痛；独活祛风除湿、止痹痛，归肾经，善祛腰膝腿足等下半身的风湿痛；桃仁活血通路；络石藤宣风通络，凉血消肿。全方共奏补肾壮督生髓，活血通络，祛湿止痛之效；二诊疼痛缓解后，加黄芪补气行血，使气血旺盛，有助于祛除风湿；桃仁配红花活血化瘀；乌梢蛇、全蝎搜风定痛；疼痛症状完全缓解后，加入紫河车、肉苁蓉补肾生髓；党参、麦冬、五味子取生脉饮益气养阴；当归配鸡血藤养血补血行血，舒筋活络；白术、茯苓、神曲健脾护胃。痹证日久，邪气久羁，深入经髓骨阶，气血凝滞不行，湿痰瘀浊胶固，经络闭塞不通，非草木之品所能宜达，必借虫蚁之类搜剔窜透，方能使浊去凝开，经行络畅，邪除正复。本方综合运用，确能逐顽痹、起沉疴，收到比较理想的治疗效果。

痹病是临床中的常见病和多发病，其病情复杂，证型繁多，缠绵难愈。袁教授能驭繁于简，简化分型，精准辨证，疗效确切。数千年来中医药在痹证治疗方面积累了丰富的用药经验，袁教授治疗痹病能法古人而不泥于古，晰理化意，掌握玄机，灵活变通，选方用药灵活，善用对药，治疗痹证独具特色，为治疗疑难顽痹提供了新的思路和方法。

参考文献

［1］ 张伯臾. 中医内科学 ［M］. 上海：上海科学技术出版社，2005：266.

［2］ 李满意，刘红艳，娄玉钤. 经行痹的源流及历史文献复习 ［J］. 风湿病与关节炎，2018，7 (08)：58－62，80.

［3］ 娄玉钤. 中医风湿病学 ［M］. 北京：人民卫生出版社，2010：315－321.

［4］ 娄玉钤，娄高峰，娄多峰，等. 基于"虚邪瘀"理论的风湿病学科体系建立及相关研究 ［J］. 风湿病与关节炎，2012，1 (1)：10－15.

（由刘吉勇、袁肇凯撰写）

（六）袁肇凯教授论治情志类疾病经验

【摘要】本文主要从病因病机、证治规律、处方用药等方面阐述袁肇凯教授基于"肝主疏泄"理论治疗情志类疾病的学术思想和处方经验。

认为治疗情志类疾病需从疏肝理气、解肝郁、行肝血入手，并结合现代中药药理研究，衷中参西，往往能起沉疴。

1. "肝主疏泄"之内涵

肝者，主疏泄，性喜条达而恶抑郁，具有疏通、畅达、宣泄、升发的生理功能。正如朱丹溪所说："司疏者，肝也。"人体气机之升降出入、津血输布代谢、脾胃运化、情志调畅、生殖功能调节均有赖于肝的作用。如肝失疏泄，肝气郁滞，或肝气上逆，则身体的多种功能不能正常发挥，多个系统会出现症状，例如胸胁胀满疼痛、胃脘不舒、烦躁易怒、抑郁寡欢、四肢发凉疼痛、月经不调等。

2. "肝主疏泄"之现代研究

中医所说肝脏并非单纯解剖意义的肝脏，它涉及了神经、消化、内分泌、循环、呼吸等多个系统，很难给与解剖定位，因此有学者用信息控制系统的理论，把中医所述"肝主疏泄"看成一个信息控制系统的高级中枢，能对人体的本能、动机、情绪产生调控；而自主神经系统和交感-髓质系统是"肝主疏泄"的信息通路，受高级中枢控制；平滑肌系统则是肝主疏泄的效应器。因此，由自主神经系统所调节的生物本能活动，包括：呼吸、消化、觉醒等以及身体各处平滑肌包括血管平滑肌、消化道平滑肌（胆囊、各级肝管、胰腺导管、胆总管、唾液腺导管）、支气管平滑肌的异常都与肝主疏泄有关。甚至有研究说明因骨骼肌与平滑肌在功能特点、系统起源、组成成分、收缩机制相同，因此，四肢与肝的舒畅、调达程度也密切相关。因此，袁肇凯教授在治疗郁证或以疲乏或以疼痛或以咳嗽为主症时，辨证以肝气郁滞、肝气上逆为主，重视疏肝气、养肝血、解肝郁并配合通经活络等治法。

3. 病案举隅

（1）龙某，女，16岁，就读高二，学习压力稍大，精神难以集中，极易疲劳，常在上午8~9点精神疲惫，无心学习，夜晚睡眠多梦，大便次数少、干结。患者父亲旁诉小女学习能力发育低于同龄人，学习成绩中等。体查：神情合作，思维正常，心肺听诊正常，舌淡红，苔薄白，脉沉细缓。

袁教授辨证为"肝气郁滞，肝郁扰神证"。足厥阴肝经起于足大趾背上大敦穴，止于巅顶部与督脉相交，患者学业压力大，气郁难疏，血随气滞，不上荣头目，故思维迟缓、精力不充；《灵枢·本神》云："肝藏血，血舍魂。"肝血不足，魂不守舍，则失眠多梦，注意力不集中。治法为疏肝养血，温通经络，处方：柴胡 10 g，白芍 15 g，郁金 10 g，石决明 10 g，当归 10 g，川芎 10 g，石菖蒲 15 g，益智仁 12 g，黄精 10 g，全蝎 5 g，细辛 3 g，甘草 3 g。方中柴胡能行肝气，疏肝郁，还能升提清气为君药，石决明、白芍、当归、川芎和郁金既能养肝阴，补肝血，兼能行血，起到补而不滞之功；黄精一味药最早记录于《名医别录》，称其"补中益气，除风湿，安五脏，久服轻身、延年、不饥"。现代药理研究发现黄精能通过改善神经突触效能提高学习和记忆能力；全蝎可通过抗凝、抗血栓、促纤溶等机制对血管系统有明显的治疗作用。李世昌等用黄精四草汤（包括黄精、全蝎等）治疗缺血性脑血管疾病可改善局部血液供应，促进血液循环；益智仁可提高小鼠海马超氧化物歧化酶活力，上调海马突触素，促细胞分裂原活化蛋白激酶和蛋白激酶 C 的表达，显著提高小鼠的学习记忆能力；石菖蒲则可能是由于抑制一氧化氮合酶的合成，减少了大脑和海马内源性 NO 的生成与释放，从而使神经元诱发和维持长时程增强效应，增强了突触传递效应而改善学习能力。因此，该四味药合用既可改善脑部血流，又能增强脑部神经传递效能以致达到增强记忆力、改善学习能力的效果。

（2）彭某，男，59 岁。突发双下肢乏力，行走困难 1 日。患者自觉双下肢寒冷刺骨，不能自行行走，需挂拐站立。患者儿子旁诉患者极度烦躁，性格暴躁，时常与人争吵，平日有酗酒史，饮酒后甚有打人毁物之举。发病前日曾与人发生争执，回家后心情烦闷饮酒，第二天清晨起床突发此病。体查：神清合作，思维正常，心肺听诊正常，腰腿部无明显痛点，影像学报告示：颈、胸、腰椎退行性变化；双下肢血管彩超示：

双侧下肢动脉硬化伴强回声斑块形成；双下肢肌电图报告：无明显异常；舌质淡红，苔薄润，脉弦缓。

袁教授诊断为"癔病性下肢功能障碍"，辨证为"肝气失疏，气机闭郁证"，肝郁气滞，致下肢经脉闭阻，脉络不畅而行走困难。处方：柴胡12 g，白芍20 g，郁金10 g，佛手10 g，炒酸枣仁15 g，生龙骨20 g，生牡蛎20 g，夏枯草15 g，蜜麻黄10 g，制附片10 g，细辛3 g，牛膝15 g，甘草6 g。方中袁教授常用自拟方"柴芍解郁汤"为基础，疏肝行气，清热镇静安神。配合麻附细辛汤可鼓动阳气，温经散寒行血，现代研究表明麻黄有抗急性血瘀形成的作用，附片可抗炎镇痛，细辛可解热镇痛镇静，配合牛膝有引血下行之功，诸药配伍既可疏肝行气，镇静安神治其本，又可温阳活血，通经止痛治其标。通过其家属施以"暗示疗法"，患者服用7剂药后下肢疼痛明显减轻。

（3）魏某，男，71岁，反复咳嗽2年。患者咽痒、干咳、少痰，且性情急躁，声高气粗。体查：咽部充血，咽喉壁淋巴滤泡增生，双肺呼吸音无异常，无哮喘声，心脏听诊正常，舌淡紫，苔白，脉弦滑数。

袁教授诊断为"慢性咽炎"，辨证为"痰浊郁咽证"，处方：南沙参15 g，化橘红10 g，法半夏10 g，牛蒡子12 g，苦杏仁10 g，桑白皮15 g，地骨皮15 g，黄芩10 g，黄柏10 g，前胡10 g，知母10 g，青皮10 g。7剂。

7日后复诊述：咳嗽少减，受冷风刺激咽痒则咳，痰少。又经详细询问病史后患者述经常食后右胁肋下疼痛感，心窝有烧灼感，既往患有胆汁反流性胃炎。体查：咽部充血，双肺呼吸音正常，心律齐，舌暗红，苔白腻，脉弦滑。辨证为"肝逆犯肺证"。根据患者症状以及既往史，应考虑咳嗽或由胃食管反流引起，治病必求于本，应从疏肝利胆，清热化痰着手，处方：柴胡10 g，白芍20 g，川芎10 g，香附6 g，炒枳壳10 g，黄连5 g，吴茱萸5 g，桑白皮12 g，地骨皮12 g，佛手15 g，夏枯草15 g，甘草6 g，防风10 g。7剂。服药7日后复诊，患者咳嗽已基本消除，已无心中烧灼感。二诊方中仍以柴胡疏肝散为基础，疏肝行气，配合左金丸，清泄肝火，降逆止酸，佐以泻白散清泄已成之肺热（按：袁教授认为治疗热邪伤阴之夜咳，此三味药疗效甚佳)，同时，由于患者常感受风邪则发，加入防风一味，有疏散外风之意，现代研究发现防风有抗微生物、抗炎以及免疫调节作用。

袁教授运用"肝主疏泄"的思想并结合现代对肝脏的研究，以疏肝气、解肝郁、行肝血为主，并融合了现代对中药的药理学认识，使处方用药既有辨证论治的特点不失中医之本，又涵现代医学之理不拘古法之缰，让学者学起来更加明朗。并且这与有学者提出的"融合组方"又有差异，"融合组方"主要的两种模式是中西药物合用和中西医理融合，而袁教授处方往往在中西医理融合后——即西医诊病与中医辨证结合后，以辨证结果为主证开出对证方药，而后运用中药的现代药理研究结合以往时方、经方的用药经验作为适当添补，功效显著。例如，在第二个病案中，方中麻黄、附片、细辛三药是麻附细辛汤的组成，最基础的用法可治疗阳虚外感风寒证。然而，阳和汤、当归四逆汤、桂枝芍药知母汤三方都可治疗血虚寒凝痹证，正是分别用的麻黄、细辛、附片来散寒凝、开肌腠，通经止痛。因此，在结合现代的药理研究下只取该三味药配伍对辨证为寒凝痹痛的效果显著，且药味精简。袁教授在多年研究中西结合诊断基础下产生了如此巧妙的衷中参西用药思路，是 21 世纪的"时方"，为提高中医临床疗效迈出坚实的一步，也为中西医怎样结合给出有力的探索。

参考文献

［1］ 于峥，黄晓华，滕静如，等. "肝失疏泄"的现代研究进展［J］. 中国中医药图书情报杂志，2014，38（5）：58－62.

［2］ 岳广欣，陈家旭，王竹风. 肝主疏泄的生理学基础探讨［J］. 北京中医药大学学报，2005，28（02）：1－4.

［3］ 田进文，石巧荣，韩君. 论肝藏的生理解剖基础是人体平滑肌系统［J］. 山东中医药大学学报，1997，21（1）：7－12.

［4］ 赵文莉，赵晔，TSENG Y. 黄精药理作用研究进展［J］. 中草药，2018，49

（18）：4439－4445.

［5］ 史磊，张天锡，杜聪颖，等. 中药全蝎活性成分、药理作用及临床应用研究进展［J］. 辽宁中医药大学学报，2015（04）：89－91.

［6］ 李世昌，李世平，孔水珍，等. 黄精四草汤加味治疗缺血性脑血管疾病疗效观察［J］. 中国中西医结合急救杂志，2001（06）：376－377.

［7］ 陈萍，王培培，焦泽沼，等. 益智仁的化学成分及药理活性研究进展［J］. 现代药物与临床，2013，28（4）：617－623.

［8］ 杨小金，邓艾平，王奕，等. 石菖蒲化学成分及药理作用研究进展［J］. 内蒙古中医药，2017（19）：132－133.

［9］ 吴雪荣. 麻黄药理作用研究进展［J］. 中国中医药现代远程教育，2010，8（05）：173.

［10］ 刘双利，姜程曦，赵岩，等. 防风化学成分及其药理作用研究进展［J］. 中草药，2017，48（10）：2146－2152.

［11］ 罗伯承. 基于中西医药理论融合的组方模式探讨［D］，长沙：湖南中医药大学，2012.

（由李欣春、胡志希撰）

（七）袁肇凯教授使用小续命汤经验

【摘要】本文从小续命汤的历史源流、医家的使用特点、组方特色及现代实验研究入手，结合临床案例，分析袁肇凯教授以阳虚闭郁、营卫不和证的思路运用小续命汤治愈自主神经功能紊乱可能存在的内在机制，以及探讨与该证型相关的内在基础。

小续命汤出自《备急千金要方》，方由麻黄、防己、人参、黄芩、桂心、甘草、芍药、川芎、杏仁各一两，附子一枚，防风一两半，生姜五两组成，具有祛风扶正，疏通经络，温阳利水的功效。主治正气内虚，风邪外袭，中风卒起，筋脉拘急，本身不遂，口目不正，舌强不能语，或神志闷乱等。《医宗金鉴》称"小续命汤虚经络，八风五痹总能全"。近现代已有众多医者肯定了此方治疗脑卒中，外风侵袭，营卫不和证的临床疗效，证实此方能有效改善中风后神经功能缺损，并且能抗血小板

137

聚集防止血栓的形成，能明显降低脑血管通透性，改善大脑血液循环、保护缺血脑组织的作用；其有效成分能够明显减轻脑缺血再灌注早期导致的脑组织能量代谢紊乱，改善脑线粒体结构和功能损伤，说明小续命汤有效成分对脑线粒体的保护作用可能是其发挥神经保护的作用机制之一。

袁肇凯教授认为小续命汤主要有三方面功效：补气生血、调和营卫、助阳解表。临床中老年患者常有身体疲乏无力，四肢困倦，少气懒言，或心悸心慌，畏寒怕风，体虚易感，上热下寒或者上寒下热，半身汗出，口干咽燥，食欲减退，大便秘结等症，表现出多系统多器官功能紊乱，而检查却并无相应的器官功能异常，针对此类疾病，袁教授诊断为自主神经功能紊乱，营卫不和证，治法补气生血、调和营卫、助阳解表。

1. 病案举隅

（1）2018 年 7 月 11 日，周某，女，88 岁，时值夏月，患者上身单衣，下身穿着毛裤。

主诉：双下肢畏冷，无汗 30 余年。现症见：上身汗出，怕热，口干咽燥，双下肢怕冷无汗、麻木乏力，体查：心律齐，无杂音，双肺听诊无异常，双下肢体温无异常，无汗出，舌质边光红，苔少，脉沉弦。诊断为：自主神经功能紊乱，阳气郁闭，营卫失和证，处方：桂枝 10 g、白芍 15 g，大枣 10 g，生姜 10 g，炙麻黄 10 g，苦杏仁 10 g，细辛 3 g，牛膝 12 g，当归 10 g，木瓜 15 g，络石藤 15 g，黄芪 20 g，7 剂药，每日 1 剂，分 2 次服。复诊，2018 年 7 月 18 日，自诉服药后自觉稍有改善，下肢微汗出，但仍觉下肢冷、乏力，余同前。处方：麻黄 6 g，桂枝 10 g，白芍 20 g，大枣 10 g，生姜 10 g，杏仁 10，制附片（先煎）6 g，细辛 3 g，牛膝 12 g，络石藤 20 g，当归 12 g，黄芪 20 g，14 剂，每日 1 剂，分 2 次服。患者 9 月 19 日复诊，下身穿着棉绸单裤，心情愉快，自诉服药期间双下肢发热、汗出，随即将棉裤换下也能适应，14 剂药服完已基本无双下肢怕冷的症状。

按：袁教授前 7 剂药只用了桂枝汤加减，意在调和营卫，引血下行，补血通经活血，患者反馈效果不显著，后 14 剂加入 6 g 制附片，方中便有麻附细辛汤合桂枝汤，结合患者 88 岁高龄，脉沉弦，本就肾阳亏虚，气血衰少，以附子温少阴之里，以补其命门之真阳；麻黄发太阳之汗，以解其在表之寒邪，又以细辛之气温味辛，专走少阴者，以助其辛温发散，三者合用，补散兼施，虽发微汗，无损于阳气矣，故为温经散寒之神剂。络石藤和黄芪是袁教授常用通经活络的药对，再结合一味牛膝既有通经活血之功，又能引药下行，使处方生动灵活，直达病所。从袁教授诊断疾病、辨证论治、处方用药，再结合患者病情反馈，环环相扣成一个闭合回路即起沉疴，此方虽是小续命汤的处方思路，却在袁教授手上根据实际情况稍做改动使得处方精益求精，活灵活现，实乃大师之手。

（2）2019 年 6 月 24 日，患者，李某，男，79 岁。室外温度 32 ℃，患者就诊时上身穿着秋衣、马甲和外套，自诉畏风，怕冷，微汗出，身痛背胀不明显，无咳嗽、咽痛、流涕，双下肢乏力，神疲嗜睡，食欲欠佳，大便 2 日一行。既往自 5 月初第一次因感冒，外感风寒证就诊时，我予处方 3 剂荆防败毒散，服完第二剂已觉轻松过半，可每次停药稍不注意便再次发作，至今只 1 个月余已发 3 次。体查：血压 120/80 mmHg，心律齐，HR 65 次/min，舌淡红，苔润，脉沉细，双尺无力。诊断：感冒，阳虚外感、营卫不和证，治法：助阳解表，调和营卫，处方：麻黄 10 g，制附片（先煎）6 g，细辛 2 g，桂枝 10 g，杏仁 10 g，白芍 15 g，生姜 10 g，大枣 5 枚，黄芪 30 g，炒白术 12 g，防风 12 g，党参 15 g，甘草 6 g，3 剂药，每日 1 剂，分 2 次服。

按：此则案例是本人接诊的想法与思路，起初只辨证患者为阳虚外感、营卫不和证，运用经典的助阳解表麻附细辛汤配合调和营卫的桂枝汤、益气固表止汗的玉屏风散，思路很简单，待我把处方写完时，恍然一悟，这不就是小续命汤的组方思路，再联想到案例（1）的患者周某，以及她与该患者症状的相似之处，我很有把握地开了 3 剂药，3 日之后回访，患者 1 剂药后畏寒怕冷症状即好转，3 剂服完已痊愈，遂嘱其避风休养，勿过劳累。

2. 讨论

小续命汤对神经功能的调节与保护作用已得到大量的实验证实，由于神经功能一词所包含的内容实为广泛，包括心血管系统、呼吸系统、内分泌系统、消化系统、泌尿系统和生殖系统，几乎操纵着人体绝大部分的器官功能。而对于临床而言，若现有的仪器设备不能给出与疾病相吻合的数据时，医者只能在患者的举手投足、言行举止中去发现端倪，而后辨证论治、处方用药。通过此二则病例，发现不论患者症状如何，通过医者辨证后只要证型不变，治法处方的大方向不会变，即异病同治。如果说证型是几千年来医者利用中医理论对疾病症状分析后的概括总结，而时至今日，现代科学对人体的研究与千年前已不可同日而语，那么又可能是哪些功能或结构的异常使得证型存在特异性？

就此则案例来说，自主神经功能紊乱、阳虚、营卫不和证和小续命汤，从临床疗效上来看存在着密切联系。实验已能证实小续命汤能调节与保护神经功能，而小续命汤调节与保护的是哪部分神经功能，以及这部分神经功能损伤会导致哪方面症状正是需要我们医者去反复琢磨实践，以达到一个更加精准快速有效的治疗结果。袁教授经常教导我说，我们中医人一定不要排斥现代科学对疾病以及人体的认识，反而应把我们运用了几千年的中医思路结合现代科学，探索发现更多更可靠更有效的方证对应规律，这应是中医前进的方向，也是老师在从事了 30 余年中西结合诊断工作后的感慨之言。

参考文献

[1] 辛文华，李寿庆. 小续命汤治验 [J]. 世界中医药，2011，6（06）：498.

[2] 周叶，陆征宇，赵虹. 小续命汤治疗风痰瘀阻型急性缺血性中风的临床研究 [J]. 中西医结合心脑血管病杂志，2015，13（13）：1483-1486.

[3] 陈立峰，吴劲松. 续命汤对血栓和脑血管的作用 [J]. 中药药理与临床，1991，7（06）：4-6.

[4] 陈立峰，王晓洪，彭志辉，等. 续命汤对大鼠脑缺血模型脑血管通透性和脑组织病理改变的影响 [J]. 中药药理与临床，1997，13（6）：6-8.

[5] Du X, Lu C, He X L, et al. [Effects of active components group of Xiaoxumin g decoction on brain mitochondria in cerebral ischemia/reperfusion rats durin g early recovery period] [J]. Zhon g guo Zhon g Yao Za Zhi, 2017, 42（11）：2139-2145.

[6] 贺晓丽，王月华，秦海林，等. 小续命汤有效成分对慢性脑缺血大鼠氧化应激损伤及细胞凋亡的影响 [J]. 中华神经医学杂志，2012，11（12）：1214-1218.

[7] Zhu X H, Li S J, Hu H H, et al. Neuroprotective effects of xiao-xu-min g decoction a gainst ischemic neuronal injury in vivo and in vitro [J]. J Ethnopharmacol, 2010, 127（1）：38-46.

（由李欣春、胡志希撰）

一、袁肇凯临证经验荟萃

二、袁肇凯用药规律探析

─────────── ◉ ───────────

（一）袁肇凯教授治疗咳嗽用药规律

【摘要】 目的：通过聚类、因子分析探讨袁肇凯教授治疗咳嗽的常用药物及用药规律。方法：对袁肇凯教授临床诊治的 145 例咳嗽病案方药进行数据化处理，利用 SPSS 21.0 软件进行系统聚类、因子分析。结果：145 份病案中，使用中药 101 种，其中高频中药 24 种，依次为化痰止咳平喘药、清热药、补虚药；药味以苦、甘、辛居多，药性以寒、温、微温居多；归经以肺、脾、胃经居多，临床常见证型以痰湿蕴肺、痰热蕴肺为主。聚类分析得到 3 个聚类方；因子分析得到 5 个公因子。结论：结合临证经验得出袁肇凯教授善用清宣降法治咳，从肺、脾二脏出发，常将止咳平喘药与清热药配伍使用，润肺化痰兼养阴，注重补肺健脾，以杜生痰之源。

咳嗽指因外感或内伤等因素，导致肺失宣降，肺气上逆，以咳嗽或吐痰为主要表现的病证。最新研究表明，我国因反复咳嗽而就诊的患者高达呼吸科门诊人数的 20%～30%。临床上多采用糖皮质激素、抗生素类、抗组胺类等药物治疗，但疗效欠佳，副作用多，且易于反复，无法根治。中医论治咳嗽从整体观念出发，在缓解临床症状、降低复发率等方面具有独特优势，已广泛应用于临床。袁肇凯教授从医工作 40 余年，被评为"全国优秀教师""国家中医药教学名师"，享受国务院政府特殊津贴，对咳嗽治疗有其独特的见解。笔者整理近两年来袁肇凯教授治疗咳嗽的药方，运用聚类、因子分析等方法进行归纳总结，现报道如下。

1. 资料与方法

（1）一般资料

病例来源于 2017 年 6 月 12 日至 2019 年 6 月 20 日长沙金润中医院袁肇凯教授专家门诊，共收集病案 145 份。其中男性 54 例，女性 91 例，平均年龄（59.56±14.58）岁，平均病程（1.70±2.37）年。

（2）诊断标准

参照中华中医药学会内科分会肺系病专业委员会发布的《咳嗽中医诊疗专家共识意见（2011 版）》中描述的咳嗽诊断标准与鉴别标准、辨证分型为评判原则。

（3）纳入标准与排除标准

纳入标准：符合上述诊断标准，门诊病例、方药剂量资料完整。排除标准：门诊资料缺失；咳嗽由其他肺系疾病（哮病、肺癌、肺痨、喘病、肺胀等）引起；合并心、脑、肝、肾和造血疾病等严重疾病或精神疾病的患者；妊娠或哺乳期妇女。

（4）数据录入与规范化

将 145 份病案作为研究对象，利用 Excel 2019 建立资料数据库，记录患者的一般资料、病程、症状、诊断依据及处方用药等，统计方药中出现的中药别名，参照《中药大辞典》及高等院校十三五规划教材《中药学》进行规范，包括将方中的药名统一为常用名，如蜜麻黄—麻黄、银花—金银花、薏米—薏苡仁等。规范后将数据库中的中药字段采用二值量化处理，药物按有即为 1，无即为 0 赋值。为保证数据的准确性，以上信息的采集、录入及规范化皆有 2 人独立完成后核对统一。

（5）统计学方法

共录入中药处方 145 例，应用 Excel 2019 建立数据库，对处方中出现药物的频次、性味、归经等进行描述性统计，SPSS 21.0 对高频药物做聚类分析、因子分析。

2. 结果

（1）用药频次统计

本研究收集 145 份病案，使用中药 101 种，1721 频次，其中使用频数≥25 的中药有 24 种，排名前 10 的中药依次为杏仁、甘草、法半夏、

二、袁肇凯用药规律探析

桑白皮、黄芩、地骨皮、瓜蒌皮、款冬花、牛蒡子、前胡。具体见表2-1。

表2-1　咳嗽药物频数分布表（≥25）

序号	药物	频次	序号	药物	频次
1	杏仁	129	13	陈皮	44
2	甘草	115	14	橘红	44
3	法半夏	94	15	白芥子	41
4	桑白皮	91	16	葶苈子	39
5	黄芩	82	17	浙贝母	37
6	地骨皮	60	18	紫苏子	36
7	瓜蒌皮	57	19	知母	34
8	款冬花	54	20	紫菀	29
9	牛蒡子	54	21	桔梗	26
10	前胡	50	22	百部	26
11	南沙参	46	23	青皮	25
12	麻黄	46	24	胆南星	25

（2）药物性味归经统计

将24味药按四气、五味及归经进行分类统计，具体见表2-2、表2-3，四气属性使用频次前3位的分别是寒、温、微温；五味属性使用频次前3位的分别是苦、辛、甘。药物归经使用频次前3位分别为肺、脾、胃经。

表2-2　咳嗽药物四气五味分布统计表

序号	四气	频次	序号	五味	频次
1	寒	415	1	苦	644
2	温	413	2	辛	582
3	微温	155	3	甘	430
4	平	142	4	微苦	100
5	微寒	96	5	微辛	25
6	大寒	39			
7	凉	25			

表 2-3　咳嗽药物归经分布统计表

序号	归经	频次	序号	归经	频次
1	肺	1 260	6	肝	110
2	脾	405	7	胆	107
3	胃	392	8	肾	94
4	大肠	247	9	膀胱	85
5	心	153	10	小肠	82

（3）高频药物功效分类统计

将 24 味药按功效分类统计，具体见表 2-4，可知使用频次高的前 3 类药依次为化痰止咳平喘药、清热药、补虚药。

表 2-4　咳嗽药物功效分布统计表

序号	归类	药物及使用频次
1	化痰止咳平喘药	浙贝母（37）、瓜蒌皮（57）、前胡（50）、桔梗（26）、杏仁（129）、紫苏子（36）、紫菀（29）、款冬花（54）、桑白皮（91）、葶苈子（39）、胆南星（25）、法半夏（94）、白芥子（41）、百部（26）
2	清热药	知母（34）、黄芩（82）、地骨皮（60）
3	补虚药	甘草（115）、南沙参（46）
4	理气药	陈皮（44）、青皮（25）、橘红（44）
5	解表药	麻黄（46）、牛蒡子（54）

（4）常见证型分布

将所收集咳嗽的证型进行归纳，发现咳嗽的主要前 3 个证型依次为痰湿蕴肺证、痰热郁肺证、风寒袭肺证，具体分布情况见表 2-5。

表 2-5　咳嗽的中医证型分布表

序号	证型	频次	序号	证型	频次
1	痰湿蕴肺	93	6	肺肾气虚	6
2	痰热郁肺	21	7	肺阴亏虚	4
5	风寒袭肺	20	8	风热犯肺	1

（5）高频药物聚类分析

145

使用频次≥25 的药物进行聚类分析，根据临床经验，将药物聚为 3 类，见图 2-1。第一类为紫苏子、葶苈子、白芥子、陈皮、浙贝母、麻黄、款冬花、瓜蒌皮、紫菀、百部、桔梗、胆南星；第二类为杏仁、法半夏、桑白皮、甘草；第三类为南沙参、橘红、牛蒡子、知母、青皮、地骨皮、前胡、黄芩 。

使用平均联接（组词）的谱系图

重新标度的距离聚类组合

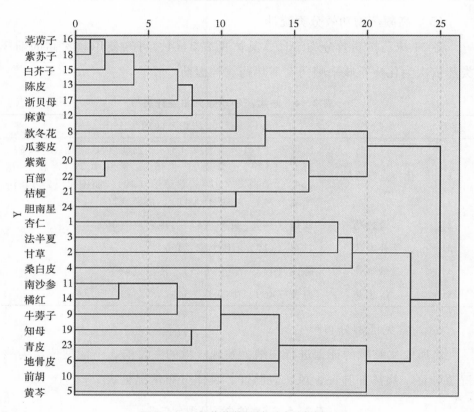

图 2-1 咳嗽药物聚类分析树状图

（6）高频药物因子分析

对使用频次≥25 的药物进行因子分析，经 KMO 检验和 Bartleet 检验，KMO 值为 0. 872>0. 5，Bartlett 的球形度检验的 χ^2 值为 2413. 889（自由度为 276），P 值为 0. 000 具有显著差异性，表明各变量间存在相关性，可进行因子分析。选择最大方差法旋转，提取前 5 个因子时，累及贡献率可达 70.67%，表示可以涵盖大部分信息，从图 2 - 2 的碎石图可以直观的看出这 5 个公因子的地位。根据统计学原理与专业知识，取载荷值在 0.5 以上的中药进行提取，得到每个公因的中药组成。具体见表 2 - 6。

表 2 - 6 咳嗽药物的因子载荷

因子	载荷值
F1	紫苏子（0.902）、葶苈子（0.920）、白芥子（0.846）、陈皮（0.869）、浙贝母（0.765）、麻黄（0.796）、款冬花（0.639）
F2	牛蒡子（0.738）、南沙参（0.728）、橘红（0.632）、知母（0.609）、青皮（0.535）
F3	桑白皮（0.702）、地骨皮（0.649）
F4	杏仁（0.852）
F5	甘草（0.623）

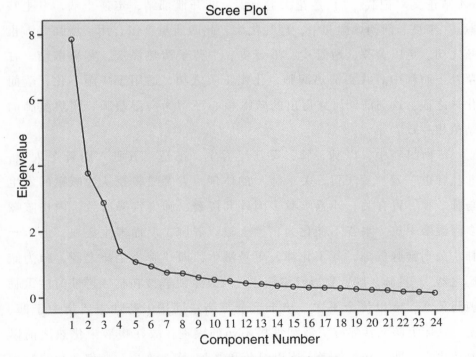

图 2 - 2　咳嗽药物因子分析碎石图

3. 讨论

袁肇凯教授认为，咳嗽多因外感六淫，或脏腑功能失调，内伤及肺所

147

致。病位在肺，与脾、脾胃相关，久之及肾。病机为肺失宣降、痰湿（热）内蕴。病性为本虚标实，本虚责之于肺气虚、阴虚，标实责之于痰湿、痰热，且可相兼为病。因此，袁肇凯教授善用清宣降法治咳，常将止咳平喘药与清热药配伍使用，清热化痰、润肺兼养阴，注重补肺健脾，燥湿化痰。

（1）用药频次分析

频次分析结果显示，袁肇凯教授治疗咳嗽处方中频次最高的前10味药为杏仁、甘草、法半夏、桑白皮、黄芩、地骨皮、瓜蒌皮、款冬花、牛蒡子、前胡，类似清金化痰汤。其中杏仁性苦、微温，归肺、大肠经，能降肺下气，止咳平喘。桑白皮味甘性寒，归肺经，善走肺中气分，能泻肺平喘。款冬花温润下气，化痰止咳而不燥，合"肺喜润恶燥"之性，《本草正义》记载："款冬花，主肺病，能开泄郁结，定逆止喘，专主咳嗽。"半夏、前胡燥湿和中，理气化痰。此四药与杏仁合用，增强宣肺止咳之功。更以黄芩、地骨皮、瓜蒌皮、牛蒡子清热涤痰，宽胸散结，甘草补土而和中。共奏清热润肺，化痰止咳之功，适用于痰湿不化，蕴而化热之证。这与前期研究得出的咳嗽核心证型为痰湿蕴肺、痰热蕴肺的结论相一致。

药物归经中，以肺、脾、胃三经为主，正是"五脏六腑皆令人咳，非独肺也"及"聚于胃，关于肺"的体现。袁肇凯教授认为咳嗽的发生与肺、脾、胃有关。外感咳嗽多因外邪侵袭、肺失宣降所致，内伤咳嗽多因湿困中焦，水谷不能化为精微上输以养肺，反而聚生痰浊，上干于肺，久则肺脾气虚，气不化津，更易滋生，即"脾为生痰之源，肺为储痰之器"。且肺、脾、胃以经络相连，故袁肇凯教授在临床辨证时注重脏腑间关系，常以佐金平木、培土生金等诸法同用。药性主要集中于寒、温。临床上咳嗽常伴有痰液和气机不畅的表现，故在痰液未化热之前以温药化之，即"病痰饮者，当以温药和之"。病久不愈，痰郁久化热，当以清热药化之。药五味为苦、辛、甘。苦能清热泻火，降肺气；辛能发散表邪，开气宣浊，调理气机；甘能补脾和中。以上表明袁肇凯教授治疗咳嗽重在治肺，以宣肺、清肺、降肺为主。

（2）聚类分析

第一类为紫苏子、葶苈子、白芥子、陈皮、浙贝母、麻黄、款冬花、瓜蒌皮、紫菀、百部、桔梗、胆南星。紫菀、百部、款冬花三药均入肺经，为止咳化痰之要药，治疗咳嗽，无论寒热虚实、新久咳嗽均可相须使用。袁肇凯教授常三药合用，并根据病情及时调整剂量，以达到最佳疗效。前胡味苦、辛，性微寒，归肺经，具有疏散风热，降气化痰之功效，与桔梗合用，一宣一降，可使肺气宣肃调畅有利，邪有出处，则咳逆得止。胆南星、浙贝母化痰止咳，《本草纲目拾遗》云："浙贝母，解毒利痰，开宣肺气，凡肺家夹风火有痰者宜此。"紫苏子、葶苈子、白芥子降气化痰平喘，此三药与浙贝母合用，使气得通，痰液自化。麻黄宣肺平喘，《本草正义》云："麻黄轻清上浮，专疏肺郁，宣泄气机。"《医贯·论咳嗽》记载："故咳嗽者，必责之肺，而治之之法不在于肺，而在于脾。"因脾虚不能运化水液，则聚湿生痰，袁肇凯教授常用瓜蒌皮、陈皮宽胸理气、燥湿化痰，以助脾胃运化，则痰自消。这些药为袁肇凯教授自拟"三子慢支汤"加减治疗痰湿蕴肺型的咳嗽。第二类为杏仁、法半夏、桑白皮、甘草。以杏仁、半夏降气止咳、燥湿化痰。桑白皮清泻肺热、止咳平喘，常用于治疗肺热咳嗽。古代医家李杲有云："桑白皮，甘以固元气之不足而补虚，辛以泻肺气之有余而止嗽。"其有效成分总黄酮具有抗炎、镇咳、祛痰之功效。甘草调和诸药。适用于痰热蕴肺型咳嗽。第三类为南沙参、橘红、牛蒡子、知母、青皮、地骨皮、前胡、黄芩。其中南沙参味甘，性微寒，归肺、胃二经，能养阴生津、益气化痰，善治阴虚肺燥者咳嗽；知母清热泻火，滋阴润燥。《本草纲目》云："知母之辛苦寒凉，下则润肾燥而滋阴，上则清肺金而泻火，乃二经气分药也。"二药配伍，增强滋阴润肺之功。牛蒡子、前胡疏散风热、降肺化痰，青皮、橘红疏肝理气，止咳化痰，这就是佐金平木法的体现。地骨皮凉平，善清肺中之伏火，又能入肝肾，滋肾子以清肺母，佐以黄芩增强清肺利气之功。诸药合用，共奏养阴清肺、润燥止咳之功，适用于肺阴亏虚型咳嗽。

（3）因子分析

二、袁肇凯用药规津探析

149

因子分析结果显示，获得 5 个公因子。结合临床经验，认为研究结果除公因子 F5 之外，其余公因子均符合临床用药。F1：紫苏子、葶苈子、白芥子、陈皮、浙贝母、款冬花、麻黄，与第一类大相一致，均有降气止咳、燥湿化痰之功效。F2：牛蒡子、南沙参、橘红、知母、青皮，与第三类大相一致，均有养阴润肺、理气止咳之功效。F3：桑白皮、地骨皮，两药均有清肺热之功，其中桑白皮偏于泻肺平喘，地骨皮善清肺中热邪，袁肇凯教授常用两药加减治疗痰热蕴肺型咳嗽。F4：杏仁，此药气薄味厚，浊而沉坠，长于降泄上逆之肺气，又兼宣发壅闭之肺气，以降为主，降中兼宣，为治咳嗽之要药，可用于多种咳嗽的治疗。

（4）临证经验挖掘

基于上述统计分析及数据挖掘，结合袁肇凯教授临证经验进行挖掘总结，分述如下：①以药测证，探究咳嗽病因。根据高频药物分析，可见祛邪类药物多于扶正类药物，其中化痰止咳药、清热药所占比最多，补虚药、理气药次之，解表药最少。说明袁肇凯教授在治疗咳嗽时，以祛邪为主，且与扶正相结合。②多种治法相结合。袁肇凯教授论治咳嗽时，擅多种方法相结合，包括宣肺平喘（常用药物麻黄、桔梗）、润肺止咳（常用药物百部、款冬花、紫菀）、清热化痰（常用药物黄芩、桑白皮、地骨皮、瓜蒌皮、胆南星）、降气化痰（常用药物紫苏子、葶苈子、杏仁、白芥子、白前、前胡）、养阴润肺（常用药物南沙参、知母）等治疗方法。③重视肺脾。袁肇凯教授认为咳嗽不止限于肺，并与脾相关。在治疗痰湿（热）蕴肺型咳嗽时，常配伍健脾化湿之药，如半夏、陈皮、茯苓等，以运脾祛痰。袁肇凯教授临证，重视辨证，灵活组合，药简而效专。

综上所述，袁肇凯教授在咳嗽的病因、病机及论治等方面，都有自己的独特见解，痰湿及痰热是袁肇凯教授辨此病的病机关键，治疗上重在治肺、脾二脏，以清宣降法治咳，清热化痰且不伤阴，注重健脾燥湿，以杜生痰之源。本研究应用聚类分析、因子分析对袁肇凯教授治疗咳嗽的常用药物进行统计学分析，初步总结了袁肇凯教授临证用药的特点和规律，为其学术思想、临床经验的传承提供有益参考。

参考文献

[1] 吴向明，程超超，梁永林. 基于中医传承辅助系统分析贾斌治疗咳嗽用药规律 [J]. 河南中医，2019，39（03）：459-462.

[2] 朱晓凯，张念志. 张念志教授运用慢咳方治疗慢性咳嗽经验 [J]. 中国民族民间医药，2019，28（20）：61-63.

[3] 杨勤军，韩明向，李泽庚，等. 基于聚类分析和因子分析的慢性咳嗽用药规律探索 [J]. 中国实验方剂学杂志，2019，25（19）：155-160.

[4] 李琳，李欣春，胡志希，等. 袁肇凯教授运用温肾强心法辨治慢性心力衰竭经验 [J]. 湖南中医药大学学报，2019，39（07）：860-862.

[5] 咳嗽中医诊疗专家共识意见专家组. 咳嗽中医诊疗专家共识意见（2011版）[J]. 中医杂志，2011，52（10）：896-899.

[6] 南京中医药大学. 中药大辞典 [M]. 上海：上海科学出版社，2006.

[7] 钟赣生. 中药学 [M]. 北京：中国中医药出版社，2016.

[8] 赵学敏. 本草纲目拾遗 [M]. 闫志安，肖培新，校注. 北京：中国中医药出版社，2007：115.

[9] 孙彦波，黄政德，彭瑾珂，等. 黄政德教授临床运用加味三拗汤治疗咳嗽验案三则 [J]. 湖南中医药大学学报，2017，37（11）：1258-1260.

[10] 张秀英，王雪峰，宋立超，等. 王雪峰教授治疗儿童肺炎支原体肺炎后慢性咳嗽的用药规律分析 [J]. 中国中西医结合儿科学，2019，11（04）：282-286.

[11] 李时珍. 本草纲目 [M]. 人民卫生出版社，2003：726.

[12] 周琪，王晓君. 基于中医传承辅助平台系统的《临证指南医案》咳嗽用药规律分析 [J]. 中医药导报，2018，24（07）：56-59.

（由杨梦、胡志希撰）

（二）袁肇凯教授治疗冠心病用药规律

【摘要】目的：探讨袁肇凯教授治疗冠心病的临床用药规律。方法：收集袁肇凯教授治疗冠心病临床案例121份，运用Excel表及统计学软件

SPSS 21.0 进行频数分析和聚类分析。结果：121 份案例中，使用中药 70 种，其中高频中药 26 种，频次排名前十的中药为川芎、炙甘草、丹参、石菖蒲、远志、白参、三七、桂枝、茯神、麦冬。获得 3 个聚类方，第一类方行气活血化瘀，宣通心阳，祛痰宽胸，由血府逐瘀汤与瓜蒌薤白半夏汤加减；第二类方补益心气，养血安神，由养心汤加减；第三类方温通心阳，活血行滞，由自拟宣痹冠心丸加减。结论：袁肇凯教授治疗冠心病注重温通心阳，活血行滞，兼以养心安神，主张补通二法作为本病治疗大法。

冠心病是由冠状动脉侧支血流发生粥样硬化引起管腔狭窄或闭塞，导致心肌缺血缺氧或坏死而引起的心脏病，是目前世界范围内严重威胁人类健康的疾病之一。中医药治疗冠心病具有独特的优势，副作用较少，已广泛应用于冠心病的临床治疗。本研究对袁肇凯教授治疗冠心病的 121 份案例进行整理，运用频数及聚类分析方法进行分析，以探讨其临床用药规律。

1. 资料与方法

（1）一般资料

病例来源于 2017 年 9 月至 2018 年 12 月长沙金润中医院袁肇凯教授专家门诊，共收集案例 121 份。其中男性 32 例，女性 89 例，平均年龄（67.16±9.73）岁，病程（3.62±6.24）年。

（2）诊断标准

西医诊断标准：参照国际心脏病学会和协会、世界卫生组织临床命名标准化联合专题报告《缺血性心脏病的命名及诊断标准》，并参考中华医学会心血管病学分会的《慢性稳定型心绞痛诊断与治疗指南》制定。中医证候诊断标准：主要参照《冠心病中医辨证标准》及《中医临床诊疗术语——证候部分》。

（3）纳入标准与排除标准

纳入标准：符合西医诊断标准，门诊病例、方药剂量资料完整。排除标准：不符合西医诊断标准；门诊资料缺失；因其他疾病引起的胸痛，如颈椎病、心力衰竭、感染性疾病等；合并肝、肾、造血系统等严重原发性疾病者。

（4）数据录入

将121份案例作为研究对象，利用 Excel 2007 建立资料数据表，记录患者姓名、年龄、性别及病程等基本信息、症状、诊断、处方用药等内容。

（5）数据处理

1）规范药名

参照《中华人民共和国药典》（2015年版）及高等院校十三五统编教材第四版《中药学》对医案中的药物予以规范。包括将方中的药名统一为常用名，如枣仁—酸枣仁，法夏—半夏等。合写的中药统一拆分。中药的分类参照《中药学》。

2）数据量化

将数据库中的中药字段采用二值量化处理，药物按有即为1，无即为0赋值。

（6）统计学方法

采用 Excel 录入数据，运用 SPSS 21.0 统计软件进行频数分析统计，将筛选出的高频药物进行系统聚类，以系统聚类-样品聚类中的 Ward 最小方差为度量方法。通过聚类分析，从中找出袁肇凯教授的临床用药规律。

2. 结果

（1）药物频数分析

本研究收集案例121份，使用中药70种，1444频次，其中使用频数>10%的中药有26种。其中川芎、炙甘草、丹参、石菖蒲、远志、白参、三七、桂枝、茯神、麦冬使用频率均高于50%，这些药物是袁肇凯教授治疗冠心病的主要药物。见表2-7。

153

表 2 - 7　中药频数分布表（>10%）

药物	频次	频率（%）	药物	频次	频率（%）
川芎	111	91.70	柴胡	42	34.70
炙甘草	106	87.60	白芍	42	34.70
丹参	99	81.80	薤白	41	33.90
石菖蒲	82	69.60	红花	35	28.90
远志	81	67.80	生地黄	35	28.90
白参	76	62.80	牛膝	33	27.30
三七	75	61.90	桃仁	32	26.40
桂枝	75	61.90	桔梗	29	23.90
茯神	69	57.00	柏子仁	21	17.40
麦冬	64	52.90	黄芪	19	15.70
降香	56	46.30	半夏	16	13.20
砂仁	53	43.80	枳壳	15	12.40
瓜蒌子	42	34.70	酸枣仁	13	10.70

（2）药物药性、功效统计

1）药物四气分类统计

将26味药按四气进行分类统计，结果如表2-8，从中可知：四气中以温性药、平性药为主。其次为微寒药、微温药、寒药。根据频次统计，温性药使用频次高于微寒、寒性药。

表 2 - 8　26味药四气频次统计

四气	药味数	频次
温	10	625
平	7	303
微寒	5	262
微温	2	95
寒	2	77

2）药物五味分类统计

将26味药物按五味进行分类统计，见表2-9。可见：五味中以甘、辛味药为主，其次是苦味药、微苦药、酸味药，较为少用的是淡味药。根据频次统计，辛味药使用次数高于甘味药。

表 2 - 9　26 味药五味频次统计

五味	药味数	频次
辛	13	705
甘	13	660
苦	10	496
微苦	4	257
酸	4	103
淡	1	69

3）药物归经分类统计

将 26 味中药进行归经分类统计，见表 2 - 10，可知：药物归经中，以入心经药频次最多，为 829 次，其次为肺经、肝经、胃经、脾经，再次为肾经、大肠经、胆经，较为少用的为膀胱经、心包经药。

表 2 - 10　26 味药物归经频次统计

归经	药味数	频次
心	14	829
肺	10	538
肝	11	573
胃	9	494
脾	9	452
肾	5	246
膀胱	2	156
大肠	4	136
心包	1	111
胆	3	66

4）药物功效分类统计

将 26 味药物按功效进行分类统计，见表 2 - 11，可知：药物功效中，以活血化瘀药、补虚药为主，其次为安神药、解表药、理气药，再者为化痰止咳平喘药、开窍药、止血药，较为少用的为清热药。其中活血化瘀具体药物为川芎、降香、丹参、红花、桃仁、牛膝，以川芎（111）用得最多；补虚药为白参、黄芪、炙甘草、白芍、麦冬，以炙甘草（106）用得最多；安神药为柏子仁、酸枣仁、远志、茯神；解表药为桂枝、柴胡；理气药为枳壳、砂仁、薤白；化痰止咳平喘药为瓜蒌子、半夏、桔梗；开窍药为石菖蒲；止血药为三七；清热药为生地黄。

表 2－11　26 味药物功效分类频次统计

归类	药味数	频次
活血化瘀药	6	366
补虚药	5	307
安神药	4	184
解表药	2	117
理气药	3	109
化痰止咳平喘药	3	87
开窍药	1	82
止血药	1	75
清热药	1	35

（3）高频中药聚类分析

采用 SPSS 21.0 对频数>10% 的 26 味中药进行聚类分析，根据聚类图可知可聚为 3 类，见图 2－3。第一类为红花、生地黄、牛膝、桃仁、桔梗、柴胡、白芍、瓜蒌子、薤白；第二类为柏子仁、黄芪、半夏、枳壳、酸枣仁；第三类为川芎、炙甘草、丹参、石菖蒲、远志、三七、桂枝、白参、降香、砂仁、茯神、麦冬。

3. 讨论

冠心病属中医学"胸痹""厥心痛"范畴。《素问·痹论》中指出："心痹者，脉不通，故痛。"袁肇凯教授结合临床经验，认为冠心病的发生主要由情志、饮食、年老体衰等因素引起，导致气血阴阳功能失调，心脉痹阻而产生本病。病位在心，病机为心脉痹阻，病性属于本虚标实，

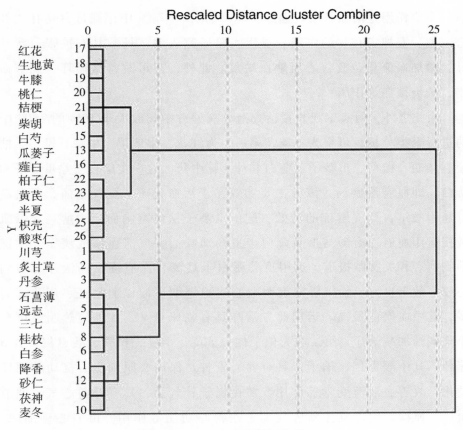

图 2-3　聚类分析树状图

本虚则之于心气阴两虚，阳气不足为主，标实责之于寒凝、气滞、痰浊、血瘀，且可相兼为病。因此，袁肇凯教授治疗冠心病主张补、通二法作为本病的治疗大法。

通过用药频数分析发现，袁肇凯教授治疗冠心病处方中频次最高的10味中药为川芎、炙甘草、丹参、石菖蒲、远志、白参、三七、桂枝、茯神、麦冬。其中川芎、炙甘草、丹参居于前3位，使用频次分别为111、106、99次，用药频率91.70%、87.60%、81.80%，说明3味药治疗冠心病具有独特功效，与文献研究报道一致。川芎的主要功效为行气活血止痛，药理研究发现此药提高扩张冠状动脉的血流量，促进侧支循环，减轻心肌缺血受损程度，还能抑制血小板的表面活性，防止血小板集聚等作用。炙甘草属于补虚药类，对于缓解胸痛具有稳定疗效。丹参的主要作用是活血祛瘀、通经止痛，《滇南本草》中记载丹参具有"补心定志、安神宁心"的作用。现代实验研究表明，丹参具有扩张冠状动脉，增加血流量，改善心肌缺血缺氧。此外，还可改善微循环，调节血脂，抗炎镇痛等作用。

除此之外，对袁肇凯教授治疗冠心病处方中频数大于10%的26味中药进行聚类分析，可聚为3类，第一类为红花、生地黄、牛膝、桃仁、桔梗、柴胡、白芍、瓜蒌子、薤白共计9味中药。这一类组合去除瓜蒌子和薤白，即血府逐瘀汤。该方主要功效在于活血化瘀，行气止痛，薤白具有通阳散结、行气解郁的功效，配伍瓜蒌子祛痰宽胸而治胸痹。袁肇凯教授运用血府逐瘀汤与瓜蒌薤白半夏汤加减治疗气滞血瘀或痰瘀互结证的胸痹。相关文献报道，运用瓜蒌薤白半夏汤合血府逐瘀汤治疗冠心病心绞痛效果良好。临床研究表明冠心病稳定期证候以血瘀证、痰浊证居多，其中血瘀证最高。运用此方治疗具有临床意义，此外痰热明显可合小陷胸汤加减治疗。第二类为柏子仁、黄芪、半夏、枳壳、酸枣仁共计5味药，其中酸枣仁、柏子仁具有养心安神，保护心肌细胞、抗动脉粥样硬化、改善血液流变学等作用。黄芪属于补气药，具有补益心气，调节血压、血糖，促进机体新陈代谢，改善心功能等作用。由养心汤加减，适用证主要为心气阴两虚型。第三类为川芎、炙甘草、丹参、石菖蒲、远志、三七、桂枝、白参、降香、砂仁、茯神、麦冬共计12味药。其中以白参、桂枝、炙甘草补益心气，温补心阳，川芎、丹参、三七、降香活血化瘀，川芎、丹参二药配伍，一寒一温，活血通脉而不伤正，麦冬入心经，补养心阴，同时防桂枝之燥，石菖蒲、远志、茯神化痰通窍，养心安神。这些药为袁肇凯教授自拟"宣痹冠心丸"加减治疗寒凝血瘀，痰浊内停型的冠心病。

综上所述，袁肇凯教授在冠心病的诊治过程中主要采用温通心阳，活血行滞，兼以养心安神治疗及预防冠心病。在临床用药多以川芎、丹参、炙甘草居多，用药类别多以活血化瘀药为主，补虚药为辅，用药多以甘、辛、温及平性药为主，归心、肺二经居多。在药物整理过程中，发现聚类分析不能全面反映袁肇凯的用药规律，可结合关联分析等多种统计学方法，以更全面分析其用药规律。

参考文献

[1]　林曙光. 当代心脏病学新进展［M］. 北京：人民军医出版社，2011：297 - 300.

[2]　谢平畅，梁蕴瑜. 冠心病患者中医证候与冠脉病变相关性分析［J］. 辽宁中医药大学学报，2016，18（08）：171 - 173.

[3]　张建美，钟赣生，陈绍红，等. 国医大师治疗冠心病的用药规律分析［J］. 中国临床医生杂志，2016，44（07）：107 - 110.

[4]　国际心脏病学会和协会及世界卫生组织临床命名标准化专题组. 缺血性心脏病的命名及诊断标准［S］. 中华心血管病杂志，1981，9（1）：75.

[5]　中华医学会心血管病学分会，中华心血管病杂志编辑委员会. 不稳定性心绞痛诊断和治疗建议［J］. 中华心血管病杂志，2000，28（6）：409 - 410.

[6]　姜丽红，李俊，魏岩. 黄永生治疗冠心病用药规律研究［J］. 中国中医基础医学杂志，2017，23（10）：1405 - 1407.

[7]　武文娇. 周次清教授治疗冠心病的用药规律研究［D］. 济南：山东中医药大学，2017.

[8]　钟赣生. 中药学［M］. 北京：中国中医药出版社，2016.

[9]　袁肇凯，陈清华，黄献平，等. 养心通脉方有效成分部位的最佳剂量配伍抗急性心肌缺血的研究［J］. 湖南中医药大学学报，2008，28（6）：21 - 25.

[10]　刘吉勇，袁肇凯. 袁肇凯教授辨证治疗心病经验［J］. 湖南中医药大学学报，2017，37（03）：281 - 284.

[11]　丁高恒，吴建军，李应东，等. 基于中医文献分析冠心病心绞痛的用药规律［J］. 甘肃中医药大学学报，2018，35（01）：90 - 94.

[12]　张立华. 中医治疗冠心病的研究进展［J］. 哈尔滨医药，2010，30（5）：55 - 56.

[13]　梁行. 中西医结合治疗冠心病心绞痛108例［J］. 中国中医药现代远程教育，2011，1（1）：79.

[14]　秦锋周，李金，侯晓亮. 血府逐瘀汤+瓜蒌薤白半夏汤联合西药治疗冠心病心绞痛随机平行对照研究［J］. 实用中医内科杂志，2016，30（10）：49 - 51.

[15] 郑峰，曲丹，徐浩，等. 冠心病稳定期患者中医辨证与超敏 C 反应蛋白相关性研究 [J]. 中国中西医结合杂志，2009，29（06）：485－488.

（由杨梦、胡志希撰写）

（三）袁肇凯教授治疗胃病用药规律

【摘要】 目的：运用聚类和因子分析的方法探讨袁肇凯教授治疗慢性非萎缩性胃炎的用药规律。方法：运用 Excel 表及统计学软件 SPSS 21.0 进行频数、聚类和因子分析。结果：130 份病案中，使用中药 106 种，其中高频中药 20 种，频次排名前十的中药依次为白芍、甘草、柴胡、百合、党参、乌药、厚朴、旋覆花、砂仁、白术。聚类分析得出白芍—柴胡—甘草，乌药—厚朴—砂仁—白术—旋覆花—党参—百合，川芎—延胡索—枳壳—黄连—沉香 3 个聚类方。因子分析得出黄连—沉香—蒲公英—旋覆花—枳壳—郁金，山楂—乌药—百合等 4 个公因子。结论：袁肇凯教授治疗慢性非萎缩性胃炎注重疏肝和胃、理气止痛，兼以清热祛湿、活血化瘀。

慢性非萎缩性胃炎是临床常见的消化系统疾病之一，指在相关致病因素的作用下，胃黏膜发生以淋巴细胞、浆细胞为主的慢性炎症。临床表现缺乏特异性，主要表现为胃脘部疼痛、胃胀、纳呆、反酸、恶心呕吐等症状，部分患者还伴有焦虑或抑郁等精神心理症状，其病程较长，病情易反复发作。中医药治疗慢性非萎缩性胃炎在改善其临床症状、调节精神状态等方面具有独特优势，已广泛应用于临床。本研究对袁肇凯教授治疗慢性非萎缩性胃炎的 130 份案例进行整理，运用频数、聚类分析及因子分析方法探讨其临床用药规律。

1. 资料与方法

（1）一般资料

病例来源于 2017 年 8 月至 2019 年 8 月长沙金润中医院袁肇凯教授专家门诊，共收集案例 130 份。其中男性 38 例，女性 92 例，平均年龄

（59.33±14.58）岁，最大年龄 85 岁，最小年龄 21 岁，病程（6.40±10.80）年。

（2）诊断标准

参照人民卫生出版社十二五规划教材《内科学》和中华医学会消化病学分会拟定的《中国慢性胃炎共识意见（2017 年，上海）》。

（3）纳入标准与排除标准

纳入标准：符合上述诊断标准，门诊病例、方药剂量资料完整，有内镜检查或胃黏膜活检组织学检查。排除标准：不符合西医诊断标准；门诊资料缺失；合并消化性溃疡、胃黏膜有重度异型增生或病理诊断疑有恶变者；合并心、脑、肝、肾和造血疾病等严重疾病或精神疾病的患者；妊娠或哺乳期妇女。

（4）数据录入与规范化

将 130 份病案作为研究对象，利用 Excel 2019 建立资料数据表，记录患者的一般资料、病程、症状、诊断依据及处方用药等，统计方药中出现的中药别名，参照《中药大辞典》及高等院校十三五规划教材《中药学》进行规范，包括将方中的药名统一为常用名，如玄胡—延胡索等。规范后将数据库中的中药字段采用二值量化处理，药物按有即为 1，无即为 0 赋值。数据录入采用双人分别录入，然后合并数据库并检查录入数据的完整性和正确性。

（5）统计学方法

总计录入中药处方 130 例，运用 SPSS 21.0 软件统计中药的频数、频率，并对高频药物做聚类分析和因子分析。

2. 结果

（1）药物频数分析

本研究收集案例 130 份，使用中药 106 种，1583 频次，其中使用频数>30 的中药有 20 种，频次排名前十的中药依次为白芍、甘草、柴胡、百合、党参、乌药、厚朴、旋覆花、砂仁、白术，这些药物是袁肇凯教授治疗慢性非萎缩性胃炎的主要药物。见表 2－12。

药物	频次	频率（%）	药物	频次	频率（%）
白芍	104	80.00	蒲公英	38	29.23
甘草	100	76.92	山楂	37	28.46
柴胡	75	57.69	郁金	36	27.69
百合	54	41.53	九香虫	36	27.69
党参	49	37.69	沉香	35	26.92
乌药	47	36.15	茯苓	35	26.92
厚朴	47	36.15	枳壳	34	26.15
旋覆花	46	35.38	黄连	34	26.15
砂仁	45	34.61	川芎	33	25.38
白术	45	34.61	延胡索	33	25.38

（2）药物药性、功效统计

1）药物四气、五味分类统计

将 20 味药按四气、五味进行分类统计，结果如表 2－13，从中可知：四气中以温性药为主。其次为微寒药、平药、寒药、微温药。根据频次统计，温性药使用频次高于微寒、寒性药。五味中以苦、辛味药为主，其次是甘味药、酸味药及咸味药，较为少用的是淡味药。根据频次统计，苦、辛味药使用次数高于甘味药。

表 2－13　慢性非萎缩性胃炎 20 味药四气频次统计

四气	药味数	频次	五味	药味数	频次
温	7	286	苦	10	478
微寒	3	213	辛	11	476
平	3	184	甘	7	358
寒	4	162	酸	2	141
微温	3	112	咸	2	82
			淡	1	35

2）药物归经分类统计

将 20 味中药进行归经分类统计，见表 2 - 14，可知：药物归经中，以入脾经药频次最多，为 727 次，其次为肺经、胃经、肝经、心经，再次为胆经、肾经、大肠经，较为少用的为膀胱经、心包经药。

表 2 - 14　慢性非萎缩性胃炎 20 味药物归经频次统计

归经	药味数	频次
脾	15	727
肺	9	483
胃	10	450
肝	9	426
心	6	292
胆	4	178
肾	4	162
大肠	3	127
膀胱	1	47
心包	1	33

3）药物功效分类统计

将 20 味药物按功效进行分类统计，见表 2 - 15，可知：药物功效中，以补虚药、理气药为主，其次为活血化瘀药、化湿药、清热药、解表药，再者为化痰止咳平喘药、消食药、利水渗湿药。其中补虚药为白芍、甘草、百合、党参、白术，以白芍用的最多；理气药为乌药、沉香、枳壳、九香虫，以乌药用得最多；活血化瘀药为川芎、延胡索、郁金；化湿药为厚朴、砂仁；解表药为柴胡；清热药为黄连、蒲公英；化痰止咳平喘药为旋覆花；消食药为山楂；利水渗湿药为茯苓。

表 2 - 15　慢性非萎缩性胃炎 20 味药物功效分类频次统计

归类	药味数	频次
补虚药	5	352
理气药	4	152
活血化瘀药	3	102
化湿药	2	92

归类	药味数	频次
解表药	1	75
清热药	2	72
化痰止咳平喘药	1	46
消食药	1	37
利水渗湿药	1	35

（3）高频中药聚类分析

对使用频次大于 30 的高频药物进行聚类分析，根据临床经验，将药物聚为 3 类，见图 2 - 4。第一类为川芎、延胡索、枳壳、黄连、沉香、茯苓、郁金、九香虫、蒲公英、山楂；第二类为乌药、厚朴、砂仁、白术、旋覆花、党参、百合；第三类为柴胡、白芍、甘草。

（4）高频药物因子分析

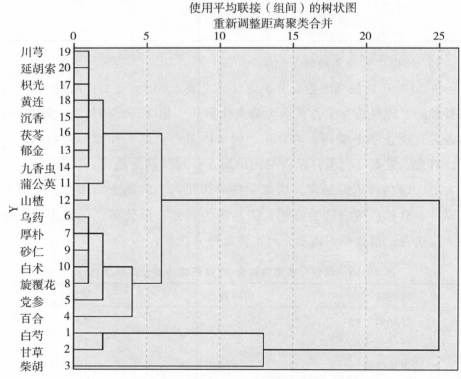

图 2 - 4　慢性非萎缩性胃炎高频药物聚类分析树状图

对出现频次在 30 及以上的中药进行因子分析，经 KMO 检验和 Bartleet 检验，KMO 值为 0.857，$P = 0.000$，表明各变量间存在相关性，提示所选取的研究变量适合做因子分析。选择最大方差法旋转，提取前 4 个因子时，累及贡献率可达 68.42%，表示可以涵盖大部分信息，从图 2-5 的碎石图可以直观的看出这 4 个公因子的地位。根据统计学原理与专业知识，取载荷值在 0.5 以上的中药进行提取，得到每个公因的中药组成。具体见表 2-16。

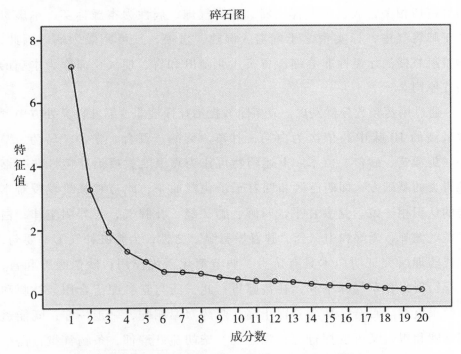

图 2-5　慢性非萎缩性胃炎高频药物因子分析碎石图

表 2-16　慢性非萎缩性胃炎高频药物的因子载荷值及归类表

因子	载荷值
F1	黄连（0.842）、沉香（0.824）、蒲公英（0.821）、旋覆花（0.791）、枳壳（0.717）、郁金（0.685）
F2	山楂（0.523）、乌药（0.758）、百合（0.722）
F3	砂仁（0.836）、茯苓（0.801）、党参（0.687）
F4	柴胡（0.608）、白芍（0.836）

3. 讨论

中医无"慢性非萎缩性胃炎"这一病名，根据临床症状可将其归属于"胃脘痛""痞满""反酸"等范畴，中医证型以肝胃不和型、脾胃虚弱型、脾胃湿热型及胃阴不足型4型居多。袁肇凯教授结合临床经验，认为慢性非萎缩性胃炎的发生主要由外邪、情志、饮食及年老体衰等因素引起，导致脾胃虚弱，胃气郁滞，胃失和降而发生胃痛。病位在脾胃，与肝密切相关，病机为肝郁气滞、脾胃气虚，病性为本虚标实，本虚责之于脾胃气虚，标实责之于气滞、湿热、血瘀，且可相兼为病。因此，袁肇凯教授治疗慢性非萎缩性胃炎主张疏肝和胃、理气止痛作为本病的治疗原则。

通过用药频数分析发现，袁肇凯教授治疗慢性非萎缩性胃炎处方中频次最高的10味中药依次为白芍、甘草、柴胡、百合、党参、乌药、厚朴、旋覆花、砂仁、白术。上述药物可作为袁肇凯教授治疗慢性非萎缩性胃炎的基础方，即四逆散和四君子汤化裁而来，此与袁肇凯教授对本病的认识相一致。党参甘平，归脾、肺二经，补脾气，兼养阴生津；白术益气健脾，燥湿和中，合"脾喜燥恶湿"之性，为脾脏补气第一要药，现代药理研究证明白术具有抗炎、调节消化系统作用；砂仁醒脾和胃，化湿行气，甘草气味平和，补益脾胃；此三药与党参配伍合用，补脾和中效果更佳。百合、乌药养胃止痛，两药寒温相配，一走一守，既能透邪健脾和胃，又可发挥行气止痛之功。柴胡疏肝解郁，条畅气机；白芍养血敛阴、柔肝止痛之效，与柴胡相配，一升一敛，以达到理气不伤阴，祛邪而不伤正。旋覆花、枳实具有燥湿消痰、下气除满之功效，《本草汇言》云："厚朴，宽中化滞，平胃气之药也……用厚朴之温可以燥湿，辛可以清痰，苦可以下气也。"共奏疏肝解郁，补气健脾，和胃止痛。

采用聚类分析法对袁肇凯教授常用的20味中药进行分析，获得3个聚类方。第一类为川芎、延胡索、枳壳、黄连、沉香、茯苓、郁金、九香虫、蒲公英、山楂10味药。其中以延胡索、郁金疏肝解郁，行气活血，《本草经疏》云："延胡索，温则能和畅，和畅则气行；辛则能润而走散，走散则血活。"配伍茯苓、枳壳、沉香、九香虫及山楂，增强健脾和胃、行气止痛之功效。黄连性苦寒，《药类法象》云："黄连，泻心火，除脾胃中湿热，治烦躁恶心，郁热在中焦，兀兀欲吐，治心下痞满必用药也。"现代药理研究证明黄连具有抗炎、解热、抗幽门螺杆菌等药理作用。蒲公英其气平，既能泻火，又不损土，可以长服，两药配伍，能清热燥湿、泻胃中之火。诸药相伍具有理气健脾、清热祛湿之功，适用证主要为肝胃郁热型。第二类为乌药、厚朴、砂仁、白术、旋覆花、党参、百合7味药。其中以党参、白术、砂仁补气健脾，与厚朴、旋覆花配伍，增强燥湿除满之功效；百合清热透邪，甘润微寒，与乌药合用具有行气和胃、健脾、止痛之功效。这些药为袁肇凯教授自拟"百乌养胃汤"治疗胃虚气滞型的慢性非萎缩性胃炎。第三类为柴胡、白芍、甘草。柴胡疏肝解郁；白芍、甘草养血敛阴，柔肝止痛，类似四逆散，适用于肝郁犯胃型慢性非萎缩性胃炎。

采用因子分析法对袁肇凯教授常用的 20 味中药进行分析，获得 4 个公因子。F1：黄连、蒲公英清热燥湿，沉香、旋覆花、枳壳、郁金疏肝和胃、理气健脾，与第一类的结果大相一致，均有疏肝、清热、止痛之功效。F2：山楂、乌药、百合。百合和乌药是袁肇凯教授常用的药对，两药相配，一润一燥，一凉一温，柔刚相济，动静结合，使温燥而无伤阴之害，寒润而无滞邪之弊。山楂酸甘，微温不热，功善消食健胃，现代药理研究山楂含有维生素 C、胡萝卜及多种有机酸，口服能增加胃中消化酶的分泌，促进消化。F3：党参、茯苓、砂仁。F2、F3 公因子与第二类结果相似，均有补气健脾之功效。F4：柴胡、白芍，与聚第三类结果相似，均有行气解郁之功。通过对方药的因子分析，可从整体上来探讨慢性非萎缩性胃炎的用药规律，形成的 4 个公因子，从功效方面来看，包括扶正、祛邪、扶正祛邪 3 类。其中，以扶正为主的 F3（党参、茯苓、砂仁），以祛邪为主的 F1（黄连、蒲公英、沉香、旋覆花、枳壳、郁金），以扶正祛邪为主的有 F2（山楂、乌药、百合）、F4（柴胡、白芍、甘草）。

综上所述，袁肇凯教授在慢性非萎缩性胃炎的诊治过程中主要采用疏肝和胃、理气止痛之法，兼以清热祛湿、活血化瘀为原则治疗及预防慢性非萎缩性胃炎。临床用药多以白芍、甘草、柴胡居多，用药类别多以补虚药、理气药为主，用药多以苦、辛药为主，归脾、肺、胃三经居多。在药物整理过程中，发现聚类及因子分析不能全面反映袁肇凯的用药规律，可结合传承辅助平台及扩大样本量等方法，以更全面分析其用药规律。

参考文献

[1] 林洁，黄伟．温中和胃汤联合中频透热治疗脾胃虚寒型慢性非萎缩性胃炎[J]．中医药信息，2019，36（01）：71－75．

[2] 李军祥，陈誩，胡玲，等．慢性非萎缩性胃炎中西医结合诊疗共识意见（2017年）[J]．中国中西医结合消化杂志，2018，26（01）：1－8．

[3] 秧丽双，黄政德，吴若霞，等．黄政德教授治疗慢性胃炎的用药规律聚类分析[J]．湖南中医药大学学报，2019，39（03）：352－356．

[4] Tang X D，Zhou L Y，Zhang S T，et al．Randomized Double-Blind Clinical Trial of Moluodan for the Treatment of Chronic Atrophic Gastritis with Dysplasia [J]．Chinese Journal of Inte grative Medicine，2016，22（01）：9－18．

[5] 张修红，陈金雄，傅开龙，等．疏肝理气和胃法治疗慢性胃炎的临床观察[J]．光明中医，2018，33（18）：2463－2645．

[6] 葛均波，徐永健．内科学[M]．北京：人民卫生出版社，2013．

[7] 房静远，杜奕奇，刘文忠，等．中国慢性胃炎共识意见（2017年，上海）[J]．胃肠病学，2017，22（11）：670－687．

[8] 南京中医药大学．中药大辞典[M]．上海：上海科学出版社，2006．

[9] 钟赣生．中药学[M]．北京：中国中医药出版社，2016．

[10] 别涛，滕倩倩，阎兆君．基于聚类分析和因子分析探究儿童抽动障碍用药规律[J]．山东中医杂志，2019，38（05）：450－454．

[11] 黄宗良，邱圣红，梁志娴．慢性胃炎中西医结合治疗进展[J]．现代消化及介入诊疗，2009，14（02）：116－118．

[12] 乔会侠，王玥，陈晓岩，等．基于中医传承辅助平台研究黄雅慧辨治慢性萎

临证方悟——全国中医药名师袁肇凯临证验方解析

缩性胃炎用药规律 [J]. 陕西中医药大学学报，2020，43（03）：19－23.

[13] 顾思浩，孔维崧，张彤，等. 白术的化学成分与药理作用及复方临床应用进展 [J]. 中华中医药学刊，2020，38（01）：69－73.

[14] 罗坚文. 百合乌药汤合平胃散加减治疗浅表性胃炎58例临床观察 [J]. 中医临床研究，2014，6（30）：92－93.

[15] 王革丽，李岩. 标准三联加大黄、黄连及黄芩根除幽门螺杆菌疗效的比较 [J]. 中国中西医结合消化杂志，2015，23（12）：856－858.

[16] 詹玲玲，段时振，李杰. 中药山楂的化学成分与药理作用研究概况 [J]. 湖北中医杂志，2012，34（12）：77－79.

（由杨梦、胡志希撰写）

（四）袁肇凯教授治疗高血压用药规律

【摘要】目的：运用聚类分析法探讨袁肇凯教授治疗高血压的常见用药及用药规律。方法：收集2017年10月至2019年3月在金润中医院袁肇凯教授门诊就诊的高血压患者，采用Excel表及SPSS 21.0软件对袁肇凯教授治疗高血压的中药处方进行频数统计及聚类分析。结果：袁肇凯教授中药处方共运用79味中药，其中高频中药38味，频次排名前10位的中药有白芍、天麻、石决明、牡蛎、龟甲、甘草、玄参、牛膝、赭石、杜仲。获得2个聚类方，第一类方具有平肝潜阳、养心安神的功效，由地丹平压片与养心汤化裁而成；第二类方具有镇肝息风、滋养肝肾的功效，由镇肝熄风汤与天麻钩藤饮化裁而成。结论：袁肇凯教授治疗高血压用药具有平肝潜阳、养心安神、滋养肝肾、镇肝息风的特点。

高血压是由多种病因引起并不断进行性发展的疾病，其特征为动脉血压升高呈持续性，导致心血管系统结构和功能改变的心血管综合征。美国高血压学会认为，高血压是血压水平超过某一特定的阈值，应将血压与其他心血管疾病（cardiovascular disease，CVD）危险因子一起，全面、整体地评估患CVD的风险。近年来，我国人群高血压的患病率呈升高趋势，且随年龄增长而显著增高。高血压归属中医学"头痛""眩晕"等范畴，其中医病机多以肝肾亏虚为本，因虚致风，因风动而头痛、眩晕。袁肇凯教授在临床上治疗高血压主张辨病辨证，病证结合，在稳定血压引起的症状上取得了良好效果。本研究基于聚类分析对袁肇凯教授治疗高血压的常用药物及配伍进行探讨，为临床中医药治疗高血压提供依据。

1. 资料与方法

（1）一般资料

选用 2017 年 10 月至 2019 年 3 月湖南省金润中医院袁肇凯教授门诊治疗的高血压患者病例。总共收集病例 166 例，根据中西医诊断标准、纳入标准、排除标准，共获得 125 例病例。男 44 例，女 81 例；年龄 34～89 岁。

（2）诊断标准

参照《中国高血压防治指南》（2018 年修订版）。在未服用抗高血压药物的情况下，非同日 3 次测量诊室血压，收缩压 ≥ 140 mmHg（1 mmHg＝0.133 kPa）和/或舒张压≥90 mmHg 为单纯收缩期高血压。患者既往有高血压史，目前正在使用抗高血压药物，血压虽然低于 140/90 mmHg，仍应诊断为高血压纳入标准。参考《中医临床诊疗术语证候部分》和《中医病证诊断疗效标准》，制定高血压患者症状采集表，中医辨证分型标准参照《中药新药临床研究指导原则（试行）》2002 年版，高血压的辨证分型标准并结合《中医内科学》。

（3）病例纳入标准及排除标准

纳入标准：符合高血压西医诊断标准；根据症状及体征确定中医证型；能配合理化检查；配合完成中医症状、体征及有关资料的采集；患者知情同意、自愿参加，并签署知情同意书。

排除标准：继发性高血压患者；妊娠期高血压患者；不配合调查；合并心、脑、肾和造血系统等严重疾病或精神病患者；言语障碍无法正常表达；未签署知情同意书者。剔除标准：纳入后发现病史资料采集不全者，需予剔除。

（4）数据录入

整理收集到的袁肇凯治疗的 125 例高血压患者的病历内容，包括患者姓名、性别、年龄、四诊资料、中西医诊断、处方用药等。

（5）数据处理

1）规范药名

参照《中华人民共和国药典》（2015 年版）及高等院校十二五统编教材《中药学》对医案中的药物予以规范。包括将方中的药名统一为常用名，合写的中药统一拆分。中药的分类参照《中药学》。

2）数据量化

将数据库的中药字段采用二值量化处理，药物按有即为 1，无即为 0 赋值。

（6）统计学方法

采用 Excel 表格统计资料，对症状及各个处方中的药物进行频数分析，统计出高频药物。运用 SPSS 21.0 软件进行统计，对高频药物功效进行聚类分析。

2. 结果

（1）125 例患者一般情况分析

将收集到的 125 例患者进行年龄、性别统计，结果：男 44 例，女 81 例；年龄为 34~89 岁，极差为 55 岁，具体数据见表 2-17、图 2-6。由图 2-6 可看出本病的高发年龄为 60~80 岁，基本符合正态分布。

表 2-17　患者一般情况

一般资料		数量/例	百分比/%
性别	男	44	35.2
	女	81	64.8
年龄/岁	≤50	9	7.2
	50~60	23	18.4
	60~70	47	37.6
	70~80	33	26.4
	≥80	13	10.4

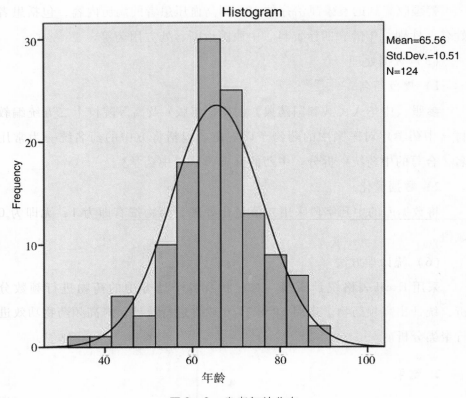

図 2-6 患者年龄分布

（2）药物频数分析

在收集到的 125 例中药处方中共使用中药 79 种，定义累计频率 82.4% 以内的药物为高频药物，对累计频率在 82.4% 以内的药物进行统计分析，共选取中药 38 味，本研究将累积频率 82.4% 以下者认定为治疗一些兼症的药物。出现频率最高的是白芍、天麻，使用频率居前 10 位的是白芍、天麻、石决明、牡蛎、龟甲、甘草、玄参、牛膝、赭石、杜仲。38 味高频中药的频次结果见表 2-18。

表 2-18 袁肇凯治疗高血压 38 味高频中药分析（次）

中药	频次	中药	频次	中药	频次	中药	频次
白芍	103	桑寄生	56	牡丹皮	27	酸枣仁	13
天麻	86	地龙	55	珍珠母	26	川芎	9
石决明	75	钩藤	54	夏枯草	26	远志	9

临证方悟——全国中医药名师袁肇凯临证验方解析

中药	频次	中药	频次	中药	频次	中药	频次
牡蛎	72	黄芩	46	熟地黄	25	半夏	9
龟甲	71	生地黄	45	麦冬	23	丹参	8
甘草	71	益母草	45	茯神	22	黄芪	8
玄参	67	天冬	42	麦芽	18	泽泻	7
牛膝	64	茵陈	41	栀子	18	五味子	6
赭石	64	杭菊	34	首乌藤	18		
杜仲	57	龙骨	29	柏子仁	17		

（3）药物药性、功效统计

1）药物四气分类统计

根据四气将38味中药进行分析统计，四气以寒性药、平性药、微寒性药为主，其次为温性药、微温性药、凉性药。依据频次统计，寒性药频次高于微寒性药、平性药。见表2-19。

表2-19　38味中药四气分类统计

四气	药味数/味	频次/次
温	4	84
平	9	376
微寒	8	380
微温	3	51
寒	10	397
凉	3	172

（2）药物五味分类统计

根据五味将38味中药进行分析统计，五味以甘味药、苦味药为主，其次是咸味药、辛味药、酸味药、涩味药、微甘味药、微辛味药、微苦味药、淡味药，最少的为微咸味药。根据频次统计，甘味药使用次数高于苦味药。见表2-20。

表 2-20 38 味中药五味分类统计

五味	药味数/味	频次/次
甘	19	706
酸	4	186
苦	13	530
辛	7	236
咸	7	372
涩	2	101
微甘	1	71
微辛	1	57
微苦	3	66
淡	2	29
微咸	1	7

3）药物归经分类分析

依据归经将 38 味中药进行分类统计，归经以肝经为主，其次是肾经、肺经、心经、脾经、胃经、胆经、膀胱经、心包经、大肠经、小肠经，三焦经最少。见表 2-21。

表 2-21 38 味中药归经分类统计

归经	药味数/味	频次/次
肝	24	1057
心	17	512
脾	9	373
肺	13	533
肾	15	653
膀胱	3	107
心包	3	71
胆	4	122
大肠	2	63
三焦	1	18
胃	7	256
小肠	1	46

4）药物功效分类分析

根据功效将38味中药进行分类分析，功效以平抑肝阳药为主，其次是熄风止痉药、祛风湿补肝肾强筋骨药、补气药、利水消肿药、清热凉血药、清热解毒药、补阴药、凉血止血药、养心安神药、清热燥湿药、清热泻火药、利水退黄药、辛凉解表药、重镇安神药、补血药、消食药。活血止痛药、温化寒痰药、活血调经药、敛肺涩肠药相对较少。见表2-22。

表2-22　38味中药功效频次统计

功效	药味数/味	频次/次
平抑肝阳药	5	350
熄风止痉药	3	195
利水消肿药	3	74
祛风湿补肝肾强筋骨药	3	177
养心安神药	4	57
清热凉血药	2	72
清热燥湿药	1	46
清热泻火药	2	44
活血止痛药	1	9
凉血止血药	1	64
补气药	2	79
补阴药	2	65
补血药	1	25
消食药	1	18
利水退黄药	1	41
辛凉解表药	1	34
温化寒痰药	1	9
敛肺涩肠药	1	6
活血调经药	1	8
重镇安神药	1	26
清热解毒药	1	67

（4）高频中药聚类分析

运用 SPSS 21.0 对上述高频中药进行聚类分析，根据聚类图并结合临床实际，形成 2 个聚类方，见图 2-7。

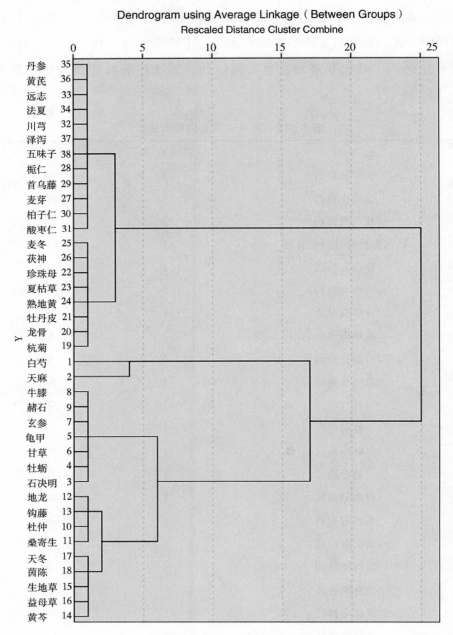

图 2-7　聚类分析树状图

（5）聚类方分析

第一类方由丹参、黄芪、远志、半夏、川芎、泽泻、五味子、栀子仁、首乌藤、麦芽、柏子仁、酸枣仁、麦冬、茯神、珍珠母、夏枯草、熟地黄、牡丹皮、龙骨、杭菊等组成。远志、柏子仁、酸枣仁配伍以泻心热而安神，五味子收散越之神气，半夏除扰心之痰涎，龙骨、珍珠母平肝潜阳，诸药配伍，共奏平肝潜阳、养心安神之功。该药物组成由袁肇凯自拟方地丹平压片加养心汤加减化裁而来，适用于高血压肝阳上亢、心气亏虚致心神不宁患者。第二类方由白芍、天麻、牛膝、赭石、玄参、龟甲、甘草、牡蛎、石决明、地龙、钩藤、杜仲、桑寄生、天冬、茵陈、生地黄、益母草、黄芩等组成。牡蛎、龟甲、白芍以镇肝息风，玄参、天冬清肺气，肺中清肃之气下行以镇制肝木，赭石降冲、降胃。诸药配伍，具有镇肝息风、滋养肝肾、清泻肝热的作用。此方由镇肝息风汤与天麻钩藤饮加减化裁而来，适用于高血压肝阳上亢、欲动肝风患者。

3. 讨论

对袁肇凯教授治疗高血压的中药处方进行频数统计，排名前3位药物分别是白芍、天麻、石决明。高血压患者常见的症状为头痛、头晕。《普济本事方》曰："下虚者肾也，故肾厥则头痛，上虚者肝也，故肝厥则头晕。"《素问·至真要大论》曰："诸风掉眩，皆属于肝。"由此，高血压所致眩晕的本质为肝肾阴虚。其中白芍具有养血调经、柔肝止痛、敛阴止汗、平抑肝阳的功效。研究发现，白芍总苷对高血压有改善作用。天麻熄风、祛痰止痉，适用于虚风内动、风痰上扰所致眩晕、抽搐等症状，其有效成分天麻苷可缓解高血压引起的头痛、眩晕等症状。石决明归属于肝经，功效为平肝潜阳、制酸止痛、清肝明目。另外还发现袁肇凯教授用药以寒性、平性为主，药味频数最多为甘味、苦味。高血压本质为肝肾阴虚，肝藏血肾藏精，甘味药补养肝血或肾精，苦味药泻火。

运用聚类分析发现可形成两个聚类方：第一类方是由袁肇凯教授自拟方地丹平压片与养心汤化裁而来，具有平肝潜阳、养心安神之功。养心汤出自《证治准绳》，黄芪大补元气，茯神、川芎养血安神，柏子仁、酸枣仁、五味子收敛心气，半夏、远志祛痰安神，诸药配伍，共奏益气养血、宁心安神之功。自拟方地丹平压片中牡丹皮凉血活血，杭菊、夏枯草平肝阳清肝热，熟地黄滋补肝肾之阴，共奏滋补肝肾、平肝潜阳之功。两方合用，共奏平肝潜阳、养心安神之效。第二类方由镇肝熄风汤与天麻钩藤饮加减化裁组成，共奏镇肝息风，清泻肝热，滋养肝肾之功。《医学衷中参西录》记载牛膝与赭石配伍，主治血逆；白芍养血柔肝缓急；玄参、天冬清热养阴；牡蛎、龟甲滋阴潜阳。天麻钩藤饮中天麻平抑肝阳；钩藤熄风止痉、清泻肝火；石决明、黄芩清肝热；桑寄生滋补肝肾；益母草补血活血。镇肝熄风汤滋养肝肾、镇肝息风之力强；天麻钩藤饮清肝热、熄肝风、安心神之效优。此聚类方对于高血压肝阳上亢、欲动肝风患者，既能重镇患者肝阳上亢引起的头晕、头痛，又能平熄肝风欲动之手足发麻。

袁肇凯教授认为高血压主要以肝肾阴虚、肝阳上亢为主，通过聚类分析得到 2 个聚类方，得出袁肇凯治疗高血压用药有平肝潜阳、养心安神、滋养肝肾、镇肝息风的特点。由此看出，袁肇凯诊治高血压是在其基础病机上，根据患者症状轻重调整用方。

参考文献

[1] 《中国高血压基层管理指南》修订委员会. 中国高血压基层管理指南（2014 年修订版）[J]. 临床荟萃, 2015, 30（7）：10-30.

[2] 《中国高血压防治指南》修订委员会. 中国高血压防治指南 2018 年修订版 [J]. 心脑血管病防治, 2019, 19（01）：1-44.

[3] 简维雄, 陈偶英, 张稳, 等. 基于高血压病中医药现代文献证型、病机特征研究 [J]. 中华中医药学刊, 2015, 33（12）：2871-2874.

[4] 郑筱萸. 中药新药临床研究指导原则（试行）[M]. 北京：中国医药科技出版社, 2002.

[5] 张敏. 中医内科学 [M]. 北京：科学出版社, 2002.

[6] 武文娇. 周次清教授治疗冠心病的用药规律研究 [D]. 山东中医药大学,

2017.

[7] 胡梦一，张曼莉，刘勇. 中医药治疗高血压病研究进展［J］. 世界最新医学信息文摘，2019，19（20）：232，235.

[8] 蔺晓源，杨晓丹，姚福胜，等. 原发性高血压病"本虚标实"的中医病机与治疗［J］. 中医药学报，2018，46（06）：10－12.

[9] 国家药典委员会. 中华人民共和国药典 2015 年版（一部）. 北京：中国医药科技出版社，2015：105－158.

[10] 陈晓兴，朱勇. 白芍总苷对胰岛素抵抗模型大鼠高血糖高血压作用分析［J］. 内蒙古中医药，2013，32（32）：37－39.

[11] 邓冬，李雪丽，王伟，等. 中医药防治高血压病的研究进展［J］. 中西医结合心脑血管病杂志，2018，16（21）：3128－3132.

[12] 宋永刚，杜培兰. 经方并重用石决明治疗高血压病二案［J］. 浙江中医杂志，2015，50（09）：690.

[13] 冯文战，李光霞，张林，等. 中药五味理论的临床应用［J］. 光明中医，2016，31（19）：2783－2785.

[14] 陈波，孙天强. 中药养心汤药理及临床应用研究进展［J］. 亚太传统医药，2018，14（03）：85－88.

[15] 刘英姿，郭剑锋. 镇肝熄风汤治疗中风肝肾亏虚证 60 例疗效观察［J］. 中国民族民间医药，2013，22（20）：34，36.

[16] 杨志富，李梓. 天麻钩藤汤化裁治疗肝阳上亢型原发性高血压的临床研究［J］. 现代实用医学，2016，28（02）：197－199.

（由冯宇、简维雄撰）

（五）袁肇凯教授治疗失眠用药规律

【摘要】目的：运用数据挖掘分析袁肇凯教授治疗失眠用药规律。方法：收集 2018 年 1 月至 2019 年 12 月于湖南省长沙市金润中医院袁肇凯名师传承工作室被诊断为"失眠"患者的处方，采用关联规则、复杂系统熵聚类等方法，分析处方中的用药规律。结果：共收录处方 206 首，涉及中药 92 味，高频药物 22 味（频次大于 40 次）。在药性方面四气以平、寒为主，五味以甘、苦、辛最多，在归经中，以归心、肝经两经为主，挖掘出高频药物组合40组，药物关联规则54条，潜在新方3首。结论：袁肇凯教授治疗失眠多以滋阴养血、疏肝解郁、清热化痰为主，同时辅以安神定志，标本兼治。

失眠是最常见的睡眠障碍，主要表现为睡眠时间、深度的不足以及不能消除疲劳、恢复体力与精力，轻者入睡困难，时寐时醒，或醒后不能再寐，重则彻夜不寐。在中国有调查报告显示：有45.4%的人在过去的一个月当中经历了不同程度的失眠。在国外也有调查显示：平均每3名成年人中，就有1个存在睡眠问题。长期失眠也被认为是血管疾病、抑郁症、焦虑症等病的危险因素。目前西药治疗失眠易产生损伤肝肾功能及潜在成瘾性等不良问题，且中断药物，失眠症状将反复发作。中医通过辨证论治，调整人体气血阴阳平衡来治疗失眠，具有一定的优势。袁肇凯教授从事中医工作近40余年，享受国务院政府特殊津贴，为首批国家级中医药名师，对内科常见病、疑难杂症有丰富的临床经验。本研究基于中医传承辅助平台对袁肇凯教授门诊治疗失眠的处方进行数据挖掘，旨在探讨其治疗失眠的用药规律，为临床辨证论治提供指导。

1. 资料与方法

（1）处方来源

选取2018年1月至2019年12月袁肇凯教授在长沙市金润中医院门诊部治疗失眠的处方，经过筛选，共收录处方206首。

（2）诊断标准

参照中国中医药出版社"十三五"规划教材《中医内科学》中不寐诊断标准和中华人民共和国中医药行业发布的《中医内科病证诊断疗效标准》中不寐诊断标准：①入睡困难或睡而易醒，醒后不寐，重者彻夜难眠，连续3周以上。②常伴有头昏、头痛、健忘、心悸、疲乏、心神不宁、多梦等症状。③经实验室检查，未发现有影响睡眠的其他器质性病变。

（3）纳入标准

符合上述中医诊断标准且病例资料完整的患者。

（4）排除标准

不符合上述诊断的患者；排除由其他躯体疾病或者睡眠外界条件引起的失眠；排除妊娠期和哺乳期妇女。

（5）分析软件

研究采用由中国中医科学院研究所开发的"中医传承辅助平台（V2.5）"和 cytoscape（3.7）软件对药物频次数据进行可视化处理。

（6）处方录入和核对

将筛选的 206 首处方录入，录入时中药名称统一参照《中华人民共和国药典》，录入完成后，采用双盲规则由 2 名研究人员人负责核对，以保证数据的准确性与完整性。

（7）数据分析

第一步，应用"统计报表"模块，对药物的四气、五味、归经进行统计。第二步，应用"数据分析"模块对纳入药物进行频次统计，设置支持度为 70%（表示在所有处方中同时出现的次数），置信度为 0.9，进行常用药物组合和关联规则分析；设置合适的相关度与惩罚度，进行熵聚类分析。

2. 结果

（1）药物频次

收录处方 206 首，共 92 味药，2353 频次，运用 cytoscape 软件对处方药物数据进行可视化，并导出网络图。其中右下角标识表示节点颜色越红、节点面积越大表示频次越高，反之则越低。见图 2-8、表 2-23，其中频次大于 40 的药物有 22 味。

（2）药物四气五味归经

对 2353 频次药物进行四气、五味、归经统计，四气中平性 876 次，寒性 768 次，五味之中甘味 1400 次，苦味 884 次，辛味 739 次，归心、肝经最多，见图 2-9~图 2-11。

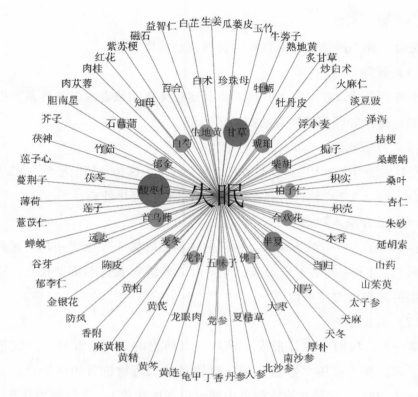

图 2-8　处方药物频次网络

表 2-23　处方出现次数大于 40 次的药物频次表

序号	药物频次	频率	序号	药物频次	频率
1	酸枣仁	199	12	柏子仁	76
2	甘草	162	13	龙骨	72
3	半夏	111	14	麦冬	71
4	首乌藤	102	15	佛手	59
5	琥珀	96	16	牡蛎	59
6	白芍	94	17	远志	58
7	柴胡	93	18	石菖蒲	51
8	生地黄	85	19	夏枯草	50
9	合欢花	82	20	川芎	44
10	郁金	77	21	当归	43
11	五味子	76	22	竹茹	41

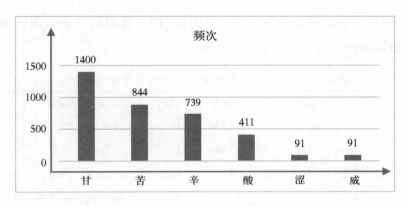

图 2-9 处方药物的五味频次分布图

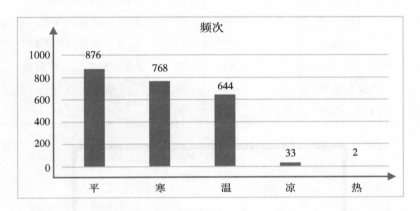

图 2-10 处方药物的四气频次分布图

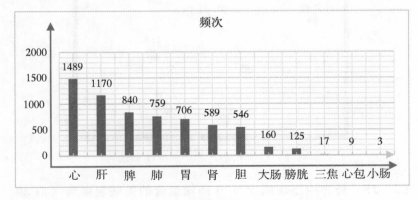

图 2-11 处方药物的归经频次分布图

（3）高频药物组合及关联规则分析

数据分析后获得高频药物组合 40 组，前 20 组高频药物组合见表 2-

24。以网络图展示核心药物组合,见图2-12。获得药物关联规则54条,前20组高频药物组合见表2-25。

表2-24 处方中出现频次≥70的药物组合(前20)

序号	药物模式	频次	序号	药物模式	频次
1	甘草、酸枣仁	158	11	生地黄、酸枣仁	83
2	半夏、酸枣仁	111	12	甘草、白芍	81
3	酸枣仁、首乌藤	101	13	甘草、柴胡	81
4	琥珀、酸枣仁	93	14	酸枣仁、合欢花	81
5	白芍、酸枣仁	92	15	甘草、首乌藤	80
6	柴胡、酸枣仁	91	16	甘草、白芍、酸枣仁	79
7	白芍、柴胡	89	17	甘草、柴胡、酸枣仁	79
8	半夏、甘草	88	18	甘草、酸枣仁、首乌藤	79
9	半夏、甘草、酸枣仁	88	19	郁金、白芍	77
10	白芍、柴胡、酸枣仁	87	20	半夏、琥珀	77

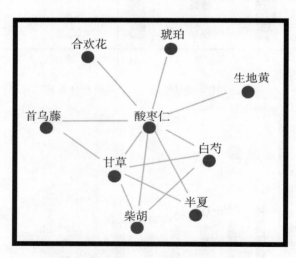

图2-12 核心药物组合网络展示

表2-25 处方中出现频次≥70药物组合的关联规则表(前20)

序号	规则	置信度	序号	规则	置信度
1	郁金≥白芍	1.000	11	甘草、首乌藤≥酸枣仁	0.988
2	半夏≥酸枣仁	1.000	12	郁金≥柴胡	0.987

序号	规则	置信度	序号	规则	置信度
3	半夏、甘草≥酸枣仁	1.000	13	郁金≥酸枣仁	0.987
4	郁金、柴胡≥白芍	1.000	14	郁金、白芍≥柴胡	0.987
5	郁金、酸枣仁≥白芍	1.000	15	郁金≥白芍、柴胡	0.987
6	半夏、琥珀≥酸枣仁	1.000	16	郁金、白芍≥酸枣仁	0.987
7	半夏、首乌藤≥酸枣仁	1.000	17	郁金≥白芍、酸枣仁	0.987
8	郁金、柴胡,酸枣仁≥白芍	1.000	18	五味子≥酸枣仁	0.987
9	首乌藤≥酸枣仁	0.990	19	郁金、酸枣仁≥柴胡	0.987
10	合欢花≥酸枣仁	0.988	20	郁金、柴胡≥酸枣仁	0.987

（4）基于无监督的熵聚类新处方

设置相关度为8，惩罚度为2，应用熵聚类分析，提取药物组合，得到新处方3首，新处方组合见表2－26，以网络图展示新出方，见图2－13。

表2－26 新方组合表

序列号	新方组合
1	牡蛎、佛手、远志、郁金
2	柏子仁、郁金、远志、合欢花、麦冬
3	半夏、龙骨、郁金、佛手、琥珀、白芍、夏枯草

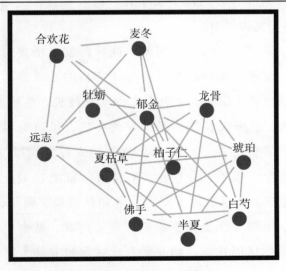

图2－13 新处方网络展示图

3. 讨论与分析

从高频药物分析，本次统计高频药物共 22 位，其中酸枣仁甘酸质润，为心肝阴血亏虚失眠之要药，正如《名医别录》记载："酸枣仁主烦心不得眠，补中，益肝气，坚筋骨，助阴气，令人肥健。"现代研究显示，酸枣仁通过抑制中枢神经，发挥镇静催眠的作用，且表现为巴比妥类药物协同作用。半夏虽为化痰药，然其治疗失眠历史悠久，如半夏秫米汤、柴胡加龙骨牡蛎汤、小柴胡汤等方均有半夏，因半夏生于夏半阴阳相交之时，正如《本经疏证》所言："半夏使正气自阳入阴，饮以半夏汤，阴阳既通，其卧立至，是也。"故袁教授在临证常加一味半夏，以引阳入于阴，使阴阳协调。首乌藤长于养血安神，多用于治疗阴血亏虚的失眠多梦。且现代研究显示：首乌藤的提取物能保护神经，其含有的苷类有催眠作用。琥珀具有镇惊安神、活血化瘀的功效，袁肇凯教授常用本味药治疗瘀血阻滞、心神不宁的失眠，其因琥珀含有的琥珀酸能抑制中枢神经而镇静，且可减慢心率。石菖蒲具有镇静作用，且可增加血脑屏障的通透性，从而提高药物疗效结果，袁肇凯教授多用本味药治疗失眠伴有脑供血不足者。菖蒲常与远志配伍，如国医大师薛伯寿所言："远志开肾窍上交于心，石菖蒲开心窍而下交于肾，两者相合，交通心肾，既济水火。"对心肾不交尤为适宜。

除此之外，参考《中药学》可知，高频药物中酸枣仁、生地黄、五味子、柏子仁、麦冬、首乌藤多具有滋阴养血的功效，为袁肇凯教授经验方枣地安眠汤之基本组成，若患者失眠病程较长，久病必瘀，加川芎、当归以活血化瘀，且睡眠长期不足可导致头痛，川芎为风药可引药上头活血行气止痛。若伴心悸、心慌，常合朱砂安神丸，以清心镇惊安神。柴胡、白芍、郁金、佛手、合欢花多有疏肝解郁之功效，为经验方柴芍解郁汤的基本组成，若伴急躁不安者，多加夏枯草、栀子，以清肝泻火。若伴心神不宁、烘热、汗出等更年期综合征症状，常合甘麦大枣汤，养心安神。若伴焦虑抑郁状态，加龙骨、牡蛎重镇安神，可明显发挥镇静与增强神经系统的作用。半夏、竹茹具有清热化痰之功效，为经验方温胆安眠汤之君药，配伍琥珀以安神定志，微寒之丹参活血化瘀而不助热。这基本体现了袁肇凯教授论治失眠的总体思路：善用补法、和法、清法灵活结合治疗失眠，补益脏虚之阴血以安眠、调和肝郁之气机以安眠、清化脾胃之痰热以安眠，同时辅以安神定志之品。

从常用药物组合及关联规则分析，酸枣仁-首乌藤、酸枣仁-合欢花、酸枣仁-琥珀，此三组均为安神组合，然不是随意配伍。袁肇凯教授临证常用酸枣仁配伍首乌藤治疗心阴血亏虚而心神失养之失眠；用酸枣仁配伍合欢花治疗肝郁扰神之失眠；用酸枣仁配伍琥珀，养心安神与重镇安神共用以治疗失眠日久，心神不宁之失眠。柴胡-白芍-酸枣仁之组合：柴胡疏肝解郁，白芍养血敛阴，疏肝柔肝并举，配伍酸枣仁养心之阴血，重视心肝同治，间者并行，为袁肇凯教授治疗失眠常用之思路，且药物归经统计中，归心经1489频次，归肝经1170频次均可印证于此。

新处方分析中发现新处方3首，基本由理气、安神、补虚3类药物组成，适用于肝郁扰神之失眠，然其同中有异。新方1以郁金、佛手疏肝理气解郁，配伍牡蛎重镇安神，适用于肝气郁滞初期；新方3在郁金、佛手疏肝，龙骨、琥珀重镇安神的基础上配伍夏枯草以清泻肝火，适用于肝郁化火，火热扰神之失眠；而新方2在疏肝、安神之中，配伍柏子仁、麦冬以滋阴养心，适用于肝气郁滞后期化火伤阴，阴液已亏之失眠。基本体现了肝气郁滞病机的不同阶段的不同治法。

通过本次数据挖掘，基本体现了袁肇凯教授治疗失眠主要从心肝论治，以滋阴养血、疏肝解郁、清热化痰为基本治法，同时辅以安神定志之品的临证思路。然而中医辨证论治之"圆机活法"不可复制，数据挖掘也因数据库总量有限而有局限性。因此，如果能将数据挖掘得到的结论与名老中医的临床经验相互结合起来，对于传承名老中医的学术思想有着重要意义。

参考文献

[1] 张伯礼，吴勉华. 中医内科学［M］. 北京：中国中医药出版社，2017：106.

二、袁肇凯用药规律探析

［2］ 张鹏，李雁鹏，吴惠涓，等. 中国成人失眠诊断与治疗指南（2017 版）［J］. 中华神经科杂志，2018，51（05）：324－335.

［3］ 韦艳丽，陆富泉，黄霞. 中西医诊治失眠研究进展［J］. 世界睡眠医学杂志，2019，6（04）：523－528.

［4］ Kaur H，Bollu P C. Chronic Insomnia［M］. In：StatPearls. Treasure Island（FL）：StatPearls Publishing，2020.

［5］ 程德均. 失眠的中西医诊疗研究进展［J］. 世界最新医学信息文摘，2019，19（16）：74－75.

［6］ 李林林，胡浩. 中医治疗失眠的研究进展［J］. 世界最新医学信息文摘，2019，19（42）：74－75.

［7］ 冯宇，周曼丽，王健章，等. 袁肇凯治疗高血压用药规律［J］. 中医学报，2019，34（12）：2695－2699.

［8］ 张伯礼，吴勉华. 中医内科学［M］. 北京：中国中医药出版社，2017：107.

［9］ 不寐的诊断依据、证候分类、疗效评定——中华人民共和国中医药行业标准《中医内科病证诊断疗效标准》（ZY/T001.1－94）［J］. 辽宁中医药大学学报，2016，18（08）：247.

［10］ 杨洪军，唐仕欢，卢朋. 中医传承辅助平台的开发与应用［M］. 福州：福建科学技术出版社，2013：22.

［11］ 江珊，蒋勃，徐桂珍，等. 使用 Cytoscape 对生物网络数据的建模和分析［J］. 农业网络信息，2017（06）：32－37.

［12］ 国家药典委员会. 中华人民共和国药典［M］. 北京：中国医药科技出版社，2015.

［13］ 陶弘景. 名医别录［M］. 北京：人民卫生出版社，1986.

［14］ 宁宏. 中药酸枣仁的药理作用及现代临床应用［J］. 内蒙古中医药，2017，36（06）：98.

［15］ 马驰远，刘向哲. 失眠症的中医治疗研究进展［J］. 中医研究，2020，33（04）：71－74.

［16］ 张心平，杨美霞，张守中，等.《黄帝内经》不寐证的理论探讨及临床应用［J］. 中华中医药杂志，2019，34（12）：5765－5767.

［17］ 邹澍. 本经疏证［M］. 北京：中国中医药出版社，2015.

［18］ 顾红岩，窦金娟，王亮，等. 王珂教授病证结合治疗失眠经验［J］. 中国中

医药现代远程教育，2019，17（18）：39－43.

[19]　任皎洁，李家存，葛政，等. 中药琥珀治疗失眠的研究进展［J］. 世界睡眠医学杂志，2019，6（03）：365－367.

[20]　张晓莹，郭宏伟. 石菖蒲药理作用研究进展［J］. 中国中医药科技，2019，26（02）：320－321.

[21]　马晓由于检索到的北，薛燕星. 薛伯寿调治失眠经验［J］. 中医杂志，2020，61（02）：107－109.

[22]　钟赣生. 中药学［M］. 北京：中国中医药出版社，2017：382.

[23]　杨舒颖，黄培初，高敏，等. 调肝论治紧张性头痛的思路探讨与应用［J］. 广州中医药大学学报，2020，37（06）：1170－1173.

[24]　董帅，王辉，谢治深. 丹参功用本草考证及现代药理认识［J］. 辽宁中医药大学学报，2019，21（11）：152－155.

[25]　应力，李瑞莹，杨彦斌，等. 基于数据挖掘的中医药治疗新型冠状病毒肺炎用药规律分析［J］. 中国民族民间医药，2020，29（08）：76.

（由邱宏、胡志希撰）

二、袁肇凯用药规律探析

189

三、袁肇凯教授学术研究可视化知识图谱分析

———————————— ◎ ————————————

【摘要】目的：借助文献计量工具对袁肇凯教授学术研究进行可视化图谱分析。方法：在中国知网（CNKI）上以"袁肇凯"为关键词进行作者检索，检索得文献289篇，借助 CiteSpace 进行文献的可视化分析，分别从作者发文量、合作作者网络、合作机构网络、突现词检测、关键词共现网络进行分析。结果：袁教授的主要研究热点为冠心病、养心通脉片、证候及其本质研究、心血瘀阻证、动脉粥样硬化作用、骨髓间充质干细胞、早发冠心病。主要研究方向为冠心病血瘀证及其治疗。与袁教授合作密切作者依次为黄献平、胡志希、孙贵香、郑景辉、王东生、谢梦洲、李杰。结论：袁教授紧紧围绕冠心病研究领域不断向外拓展，积极运用光电容积仪、人工神经网络等新方法，从系统生物学、代谢组学、基因组学等多角度进行研究，其治学专而精，富有开拓进取的创新精神。

袁肇凯教授为首届国家级中医药名师，湖南中医药大学教授，师承全国首批名老中医专家郭振球教授，始终耕耘在中医药临床治疗、科研、教学一线。发表了诸多的学术论文，但面对庞大的文献数量，以阅读、归纳法进行分析存在一定的局限性、主观性和片面性，因此，对袁教授的学术论文相关数据进行可视化分析，能够明晰地展现其学术脉络的流动及变迁[1]。本文借助 CiteSpaceV.5.0.R4 对中国知网上有记录以来到2018 年 12 月 15 日止袁肇凯教授的学术论文进行分析、挖掘、图形呈现来揭示其研究主题演变的过程，通过阶段划分和关键文献的解读分析，探索学者个人知识图谱的演变规律。

1. 方法和数据

本文使用的研究工具是采用美国德雷塞尔大学信息科学与技术学院陈

超美教授基于 JAVA 语言开发的文献数据挖掘和可视化软件 CiteSpace，版本号为 . 2. R1. 3. 9. 2018。它主要基于共引分析理论和寻径网络算法等，对特定领域文献进行计量分析，以寻找出科学领域演化的关键联结路径和知识转折点，并融合了聚类分析、社会网络分析等多种分析方法，绘制可视化图谱来形成对学科演化潜在动力机制的分析和学科发展趋势的探测。本文运用该软件对 CNKI（中国知网）上以"袁肇凯"为作者的相关文献进行包括作者发文量、合作机构、关键词、突现词等分析。

（1）文献数据检索策略

以 CNKI 数据库为文献数据来源，采取作者检索的方式进行检索。一般来说，查准率高，查全率就低；查全率高，查准率就低。陈超美教授认为应该优先保证查全率，数据的完备性比数据的准确性更为重要。不相干的检索数据在后续进行科学知识图谱分析中，会自动暴露出来。因此，为保证查全率，以一窥袁教授学术研究全貌，设定检索关键词为"袁肇凯"，检索方式为作者检索，跨库选取了：期刊、教育期刊、特色期刊、博士、硕士、国内会议、国际会议、报纸、年鉴、学术辑刊。文献分类目录：全选。不限定检索方式为第一作者或通讯作者等，亦不限定作者的单位机构。以袁教授为第一作者或通讯作者的文献是直接与袁教授学术领域相关，而以袁教授为普通作者的文献可以认为与袁教授团队相关，有充足的理由认为其与袁教授的研究领域相关。在检索的过程中发现，与袁肇凯教授同名的学者在 CNKI 数据库中并不存在，也就是在所检索的 339 篇文献中并未发现与袁教授不相关的领域或团队的文献出现，有充足的理由认为 339 篇文献中均与袁教授相关。检索时间跨度为有记录以来到 2018 年 10 月 10 日。按以上检索策略将检索所得的 339 篇文献选中，经筛选掉重复文献后得到了 289 篇文献，按 refworks 格式导出，并以 CiteSpace 所要求的格式命名。

（2）文献数据预处理

运用 Notepad 7. 5 代码编辑器清洗文献数据，合并同义词，标准化文献数据格式。保存后利用 CiteSpace 的"data"文献数据格式转换功能转换文献记录格式，使其成为 CiteSpace 可以分析的数据。

（3）节点设置

由于检索到的文献出版时间跨度为1982—2017年，故在CiteSpace中将时间切片（Time Slicing）设置为from 1982 to 2017，每一切片间隔（# years PerSlice）设置为3年，文献数据量较小，网络裁剪为None，其他的为默认值。

2. 文献可视化结果

CNKI数据库并未开放文章引文数据，故本次分析主要以合作网络和共现网络的分析为主。研究主要围绕"袁肇凯"关键作者作可视化分析，国家地区合作不做分析。

（1）发文量分析

图3-1为作者论文发表量的分析。横坐标为发文的年代，纵坐标为发文量。图中可见作者前期发文较少，到1992年开始发文量不断增加，2002年迅速攀升，2002—2013年间形成发文量小高潮。

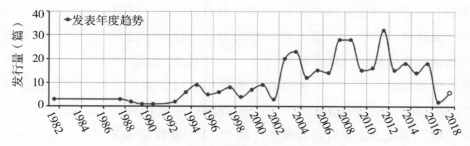

图3-1 不同年度袁肇凯教授发文量分析

（2）合作作者网络分析

结点类型（Node Types）设置为：Author，阈值设置为：Top N%为50%。得到初步的可视化知识图谱（图3-2）。其中连线颜色代表的是首次合作的时间，颜色的冷、暖色调代表的是距今的远、近。而网络中节点位置为与袁肇凯教授合作的密切程度。中心性前十位分别是：袁肇凯（0.58）、黄献平（0.39）、胡志希（0.39）、谢梦洲（0.28）、田松（0.26）、王东生（0.23）、郑景辉（0.20）、孙贵香（0.17）、喻松仁（0.14）、李杰（0.13）。合作频率排名前十位的是：黄献平、胡志希、简维雄、孙贵香、郑景辉、王东生、王丽萍、谢梦洲、李杰、陈清华。

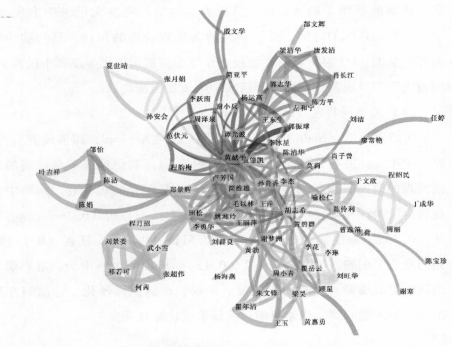

图3-2 与袁肇凯教授合作作者网络分析

（3）合作机构网络分析

结点类型（Node Types）设置为关键词 Institution，阈值设置为：Top N% 为 100% 。得到机构合作网络图谱，隐去袁教授所在机构"湖南中医药大学"节点，选取时间线视图（图 3-3）进行可视化分析。其中连线

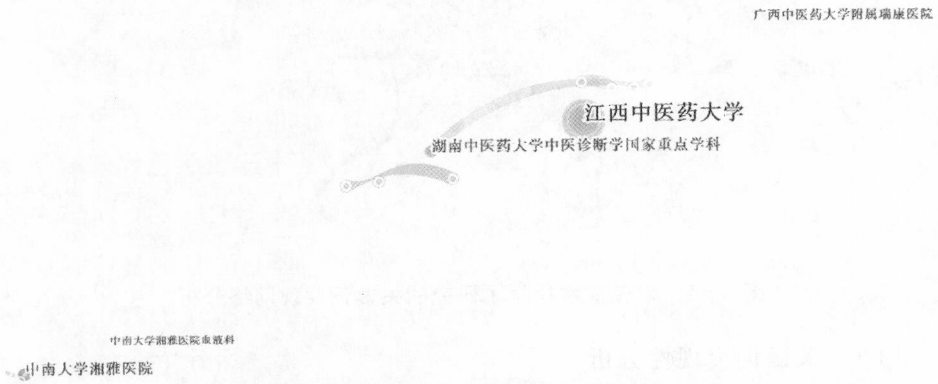

广西中医药大学附属瑞康医院

江西中医药大学
湖南中医药大学中医诊断学国家重点学科

中南大学湘雅医院血液科
中南大学湘雅医院

图3-3 与袁肇凯教授合作机构网络分析

代表机构合作关系，连线颜色代表的是首次合作的时间，颜色的冷、暖色调代表的是距今的远、近。节点大小为机构在发文记录中出现次数，节点位置为活跃的时间，处于靠左的为比较久远的年代，靠右的为较近的年代。图3-3显示：与袁教授合作较多的机构依次为江西中医药大学，中南大学湘雅医院，广西中医药大学附属瑞康医院。

（4）关键词共现网络分

析结点类型（Node Types）设置为关键词Keyword，阈值设置为：Top N%为30%。得到关键词共现图谱如图3-4。其中连线颜色代表的是首次共现的时间，颜色的冷、暖色调代表的是距今的远、近。网络中节点位置为被关注程度。中心性较大的关键词有：冠心病（0.36）、养心通脉片（0.26）、血瘀证（0.22）、心血瘀阻证（0.19）、证候（0.13）、骨髓间充质干细胞（0.13）、大鼠（0.13）。出现词频前十为：冠心病、血瘀证、养心通脉片、心血瘀阻证、证候、动脉粥样硬化、骨髓间充质干细胞、早发冠心病、代谢组学、胰岛素抵抗综合征。

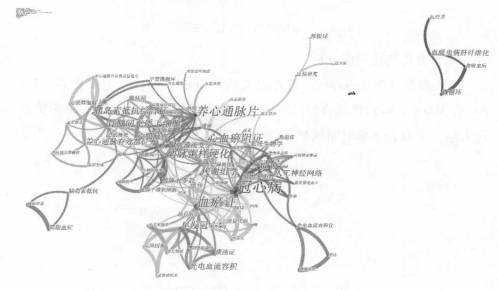

图3-4　袁肇凯教授学术研究的关键词共现网络分析

（5）关键词突现性分析

在关键词共现网络图谱基础上，对关键词突现性进行检测，得到了9

个突现词，如图 3-5，其中突现值（stren gth）是指短期内出现的强度，该值越大，相应的关键词在某时段内越具有影响，即最能代表作者研究领域。begin 和 end 分别指该词突现的时段。可见突现词依次为：冠心病（突现强度 5.69、活跃时段为 2013—2017）、胰岛素抵抗综合征（突现强

Top 9 Keywords with the Strongest Citation Bursts

Keywords	Year	Strength	Begin	End	1982—2017
血吸虫病肝纤维化	1982	4.0027	**1994**	1996	
气血辨证	1982	3.9916	**1998**	2001	
胰岛素抵抗综合征	1982	5.6344	**2003**	2004	
动脉粥样硬化	1982	4.0144	**2003**	2007	
养心通脉片	1982	5.2676	**2003**	2006	
证候	1982	3.7827	**2008**	2010	
骨髓间充质干细胞	1982	4.2798	**2010**	2014	
血瘀证	1982	5.2464	**2013**	2017	
冠心病	1982	5.6893	**2013**	2017	

图 3-5 袁肇凯教授学术研究的关键词突现性分析

度 5.63、活跃时段为 2003—2004）、养心通脉片（突现强度 5.27、活跃时段为 2003—2006）、血瘀证（突现强度 5.25、活跃时段为 2013—2017）、骨髓间充质干细胞（突现强度 4.28、活跃时段为 2010—2014）、动脉粥样硬化（突现强度 4.01、活跃时段为 2003—2007）、血吸虫病肝纤维化（突现强度 4.00、活跃时段为 1994—1996）、气血辨证（突现强度 3.99、活跃时段为 1998—2001）、证候（突现强度 3.78、活跃时段为 2008—2010）。

（6）关键词聚类分析

在关键词共现网络图谱基础上，对其进行聚类分析，用关键词命名聚类。得到 Q 值 0.6451，平均 Silhouette 值为 0.6365，如表 3-1 和图 3-6 所示 7 个代表性聚类。图 3-6 时间线视图中每一行代表一个聚类，行线上的实线为该聚类活跃的时间段，颜色冷、暖色调分别代表的是距今的远、近，行线下的词为该聚类所包含的关键词，位置对应首次共现时间，"#"后表示的是聚类标签。同样的连线代表共现关系。

3. 讨论

（1）研究热点与主要方向

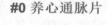

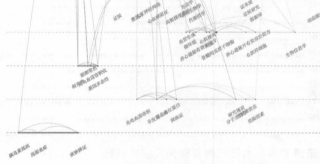

图 3-6 袁教授学术研究的关键词聚类时间线视图

　　从共现网络分析结果来看，除了年代较为久远的"血吸虫病肝纤维化""微循环"等小网络距离较远，离心度高，袁教授其他的研究点较集中。中心性大于 0.1 的为有较大影响力的节点，从关键词中心表 1 关键词聚类信息性来看，袁教授主要关注在：冠心病、养心通脉片、血瘀证、心血瘀阻证、证候、骨髓间充质干细胞、大鼠。可以看到这些词同时具有高频性。从聚类视图的分析来看，袁教授团队涉及的领域可大致分为 7 个研究方向，对表 3-1 的分析看出聚类#0 主要聚焦在养心通脉片的疗效上，或对胰岛素抵抗综合征、动脉粥样硬化作用，可能涉及了动物实验，对该方向的研究从 2003 年持续到了 2011 年；聚类#1 主要关注的是冠心病的相关研究，大量地跟血瘀证相关，该聚类持续时间最长，从 2004 年一直持续到了 2017 年，同时剪切值和包含的关键词数相对较高，说明此方向为袁教授团队 2004 年之后的主要研究方向；聚类#2 为研究证候本质，试图用代谢组学进行解释，从心血瘀阻证方面作为突破口，该研究方向从 2006 年持续到了 2015 年；聚类#3 关注的方向是骨髓间充质干细胞，并研究养心通脉有效部位方对其的影响，时间跨度为从 2010 年到 2014 年；聚类#5 以探讨基因多态性为主，该聚类较小，年代久远且持续时间最短；聚类#6聚焦在亚健康状态"早发冠心病"相关的生物指标上面，该聚类活跃在2008年到2014年之间；聚类#9关注在高脂血症及其痰瘀辨证方向，该聚类最小、年代也最久远，同时剪切值最高，是为与其他方向关联度最小的一个聚类，可以认为这是早年袁教授的一个研究方向，与之后的研究相对相关度不大。

表3-1 关键词聚类信息

聚类ID	节点数	剪切值（S）	标签（LLR）
#0	20	0.739	养心通脉片、胰岛素抵抗综合征、动脉粥样硬化、大鼠
#1	14	0.831	冠心病、血瘀证
#2	14	0.759	证候、代谢组学、心血瘀阻证
#3	12	0.82	骨髓间充质干细胞，养心通脉有效部位方
#5	8	0.8	基因多态性
#6	8	0.896	早发冠心病，分子生物学
#9	3	0.975	高脂血症，痰瘀辨证

（2）研究趋势

以上的结果可以较明显地看出袁教授学术研究的演变路线。从发文量上看，可以看出袁教授在知网上有记录的学术论文发表时间跨度为1982—2017年，学术影响力持续了36年。1994年之前年发文量约2篇；1994年到2002年年发文量浮动在6篇左右；到了2003年开始文献发表量呈爆发式增长，达到了23篇；2003—2016年间，有3次年发文量处于24篇以上的波峰，分别是：2003—2004年、2008—2009年、2012年，其他年间均维持在一个高位的年14篇文献量的平稳期。对关键词突现性分析需要结合发文量分析来研究袁教授的研究趋势。从图5可知1994年之前袁教授的研究尚未足够形成聚焦点，到1994—1996年间出现了"血吸虫病肝纤维化"，对应的正是1994—1996年之间发文量的一个小高峰；1998年和2001—2012年的两个小高峰对应的正是"气血辨证"；2003—2004年、2003—2006年、2003—2007年形成的波峰与"胰岛素抵抗综合征""养心通脉片""动脉粥样硬化"研究大量出现有关；2008—2009年波峰的形成与"证候"相关研究的大量出现有关；2010—2014年之间出现的最高发文量波峰则与"骨髓间充质干细胞"的研究相关。2013 年之后到 2017 年袁教授团队则主要转向了对"冠心病血瘀证"相关的研究。

（3）社会合作关系

从袁教授合作网络的连线颜色分析来看，袁教授早年的合作网络较小，未处于中心位置，可知早年袁教授的合作作者之后未见有明显合作，可能与关注焦点变更有关。合作网络整体颜色丰富，代表各个时段袁教授均有较高频的合作作者，是为袁教授科研教学两不误，培养了众多的"合作作者"，呈现桃李满天下之势。而具有高中心性和高合作关系的是：黄献平、胡志希、孙贵香、郑景辉、王东生、谢梦洲、李杰。表示这些人在以袁教授为中心的合作关系网中具有较大影响力和较好的团队领衔作用。在机构合作网络中可得出，袁教授早期（2004 年）与中南大学有过短暂合作，后期（2012 年）与江西中医药大学有过大量的合作。其中时间跨度较长的是湖南中医药大学中医诊断学国家重点学科，从 2010—2013 年出现较为明显，需要结合袁教授实际工作经历进一步分析。

4. 小结

综合来看，袁教授团队研究趋势从早年的血吸虫病肝纤维化的气血辨证，到养心通脉片及其对胰岛素抵抗综合征、动脉粥样硬化的作用，到对证候本质的研究，再到近年的冠心病血瘀证、骨髓间充质干细胞研究。主要研究方向为冠心病血瘀证及其治疗。纵观袁教授 36 年的学术发文跨度，袁教授紧紧围绕心血管系统领域展开研究，同时以主要方向冠心病研究领域为基础不断向外拓展，从光电容积仪、系统生物学、代谢组学、基因多态性、骨髓间充质干细胞、分子生物学、人工神经网络等新工具、新方法和新的视角进行研究，启示后来科研工作者进行研究需要保持专而精的精神，紧紧围绕自己熟悉的领域开展研究，同时保持开拓进取的创新精神，不断探索研究的外围领域，积极善用新的研究方法或工具从事自己的研究。

参考文献

［1］陈悦，陈超美，刘则渊，等. CiteSpace 知识图谱的方法论功能［J］. 科学学研究，2015，33（2）：242－253.

［2］王阳. 基于超像素的图像分割算法研究［D］. 兰州：兰州理工大学，2018.

［3］蒲杨. 叙词在 INIS 数据库检索中的应用研究［J］. 图书情报工作，2015，59（S2）：171－176.

［4］相德宝，张弛. 议题、变迁与网络：中国国际传播研究三十年知识图谱分析［J］. 现代传播（中国传媒大学学报），2018，40（8）：73－77.

［5］潘黎，王素. 近十年来教育研究的热点领域和前沿主题——基于八种教育学期刊 2000—2009 年刊载文献关键词共现知识图谱的计量分析［J］. 教育研究，2011，32（2）：47－53.

［6］乐思诗，王平尧，应贤军. 科学计量学在技术预见研究中的应用——以新材料研究为例［J］. 图书馆研究，2016，46（2）：118－122.

［7］刘吉勇，袁肇凯. 袁肇凯教授辨证治疗心病经验［J］. 湖南中医药大学报，2017，37（3）：281－284.

（由刘琦、晏峻峰撰）

三、袁肇凯教授学术研究可视化知识图谱分析